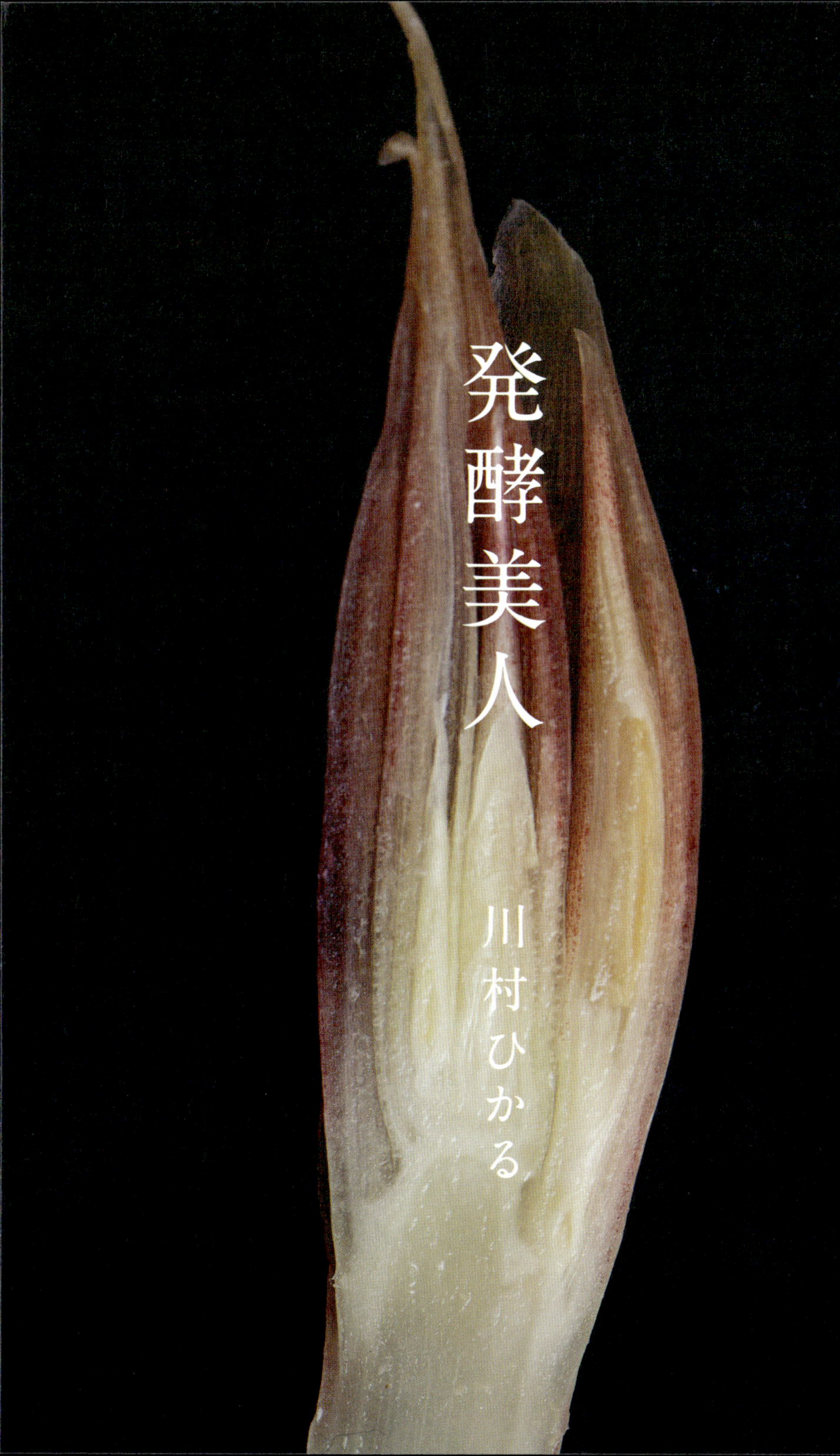
発酵美人
川村ひかる

はじめに

三十代になると、女性は自分の体の現実と直面します。

疲れやすくなる体、荒れてくる肌、しぼんでくるおっぱい……。

「もう二十代じゃないから、仕方ないもん」なんて諦めてしまう方も多いはず。

でも──。

まだまだ今からが、女の本番。

二十代を懐かしがっている暇なんてありません。

二十代。思えば、無理と無茶の連続でした。

絶食ダイエットや、夜更かし、暴飲暴食、過度な化粧、おしゃれを重視した薄着などなど。当時は「綺麗になるため」と思い込んでいたことが、本当は「綺麗」にとってよくないことの連続でした。

綺麗は乱暴に速攻で手に入れるものではなく、長くじっくり時間と手間をかけて育てるもの。

あの頃の無茶が体にあらわれはじめた三十代だからこそ、本当の「美しさ」を追究する日々に切り替えるチャンスなのです。

私もグラビアアイドルとして、とにかく体を酷使していた二十代。そのしっぺがえしか、いろんな不調が出てきた三十代で、出会った「美の救世主」が、ぬか漬けでした。

そうです、あのぬか漬けです。毎日ぬかを育てて、漬けた物をポリポリ食べる。それだけで、本当に美しくなれるのですから、ぬか漬けは、日本人女性のお助けソウルフードなのです。

ぬか漬けで、中からも、もちろん外からも綺麗に。

私、川村ひかるがぬか漬けとともに日々切磋《せっさ》琢磨《たくま》した美の追究の成果をみなさまと共有できればと思います。

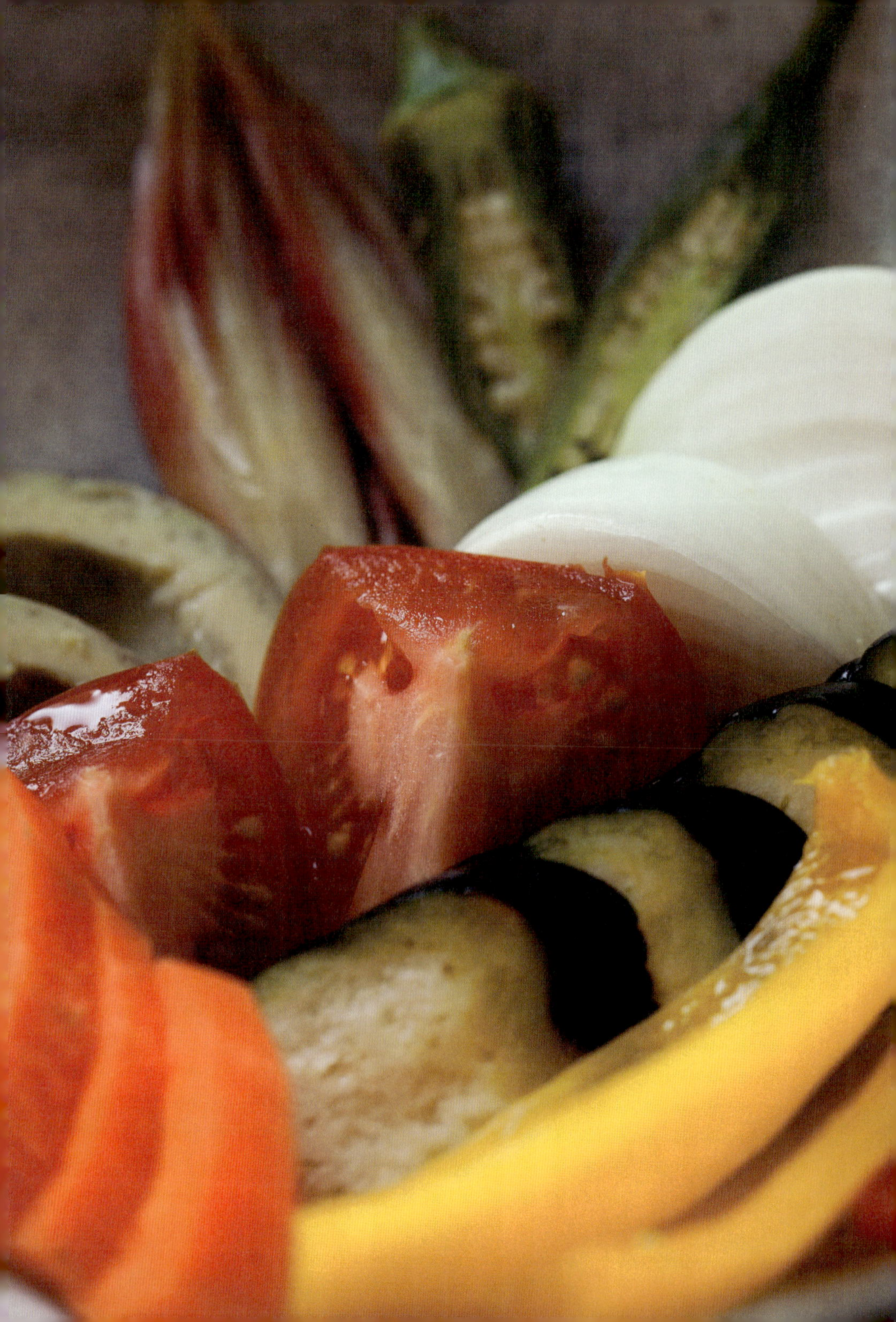

【発酵美人】：「発酵」という科学的にも優れた効果のある現象を味方につけ、付け焼き刃ではなく、じっくりゆっくり熟成された本当の日本女性の美を極める達人のこと。例文「私、昨日ぬか漬け混ぜてから寝たわぁ」「あなたって発酵美人ね」

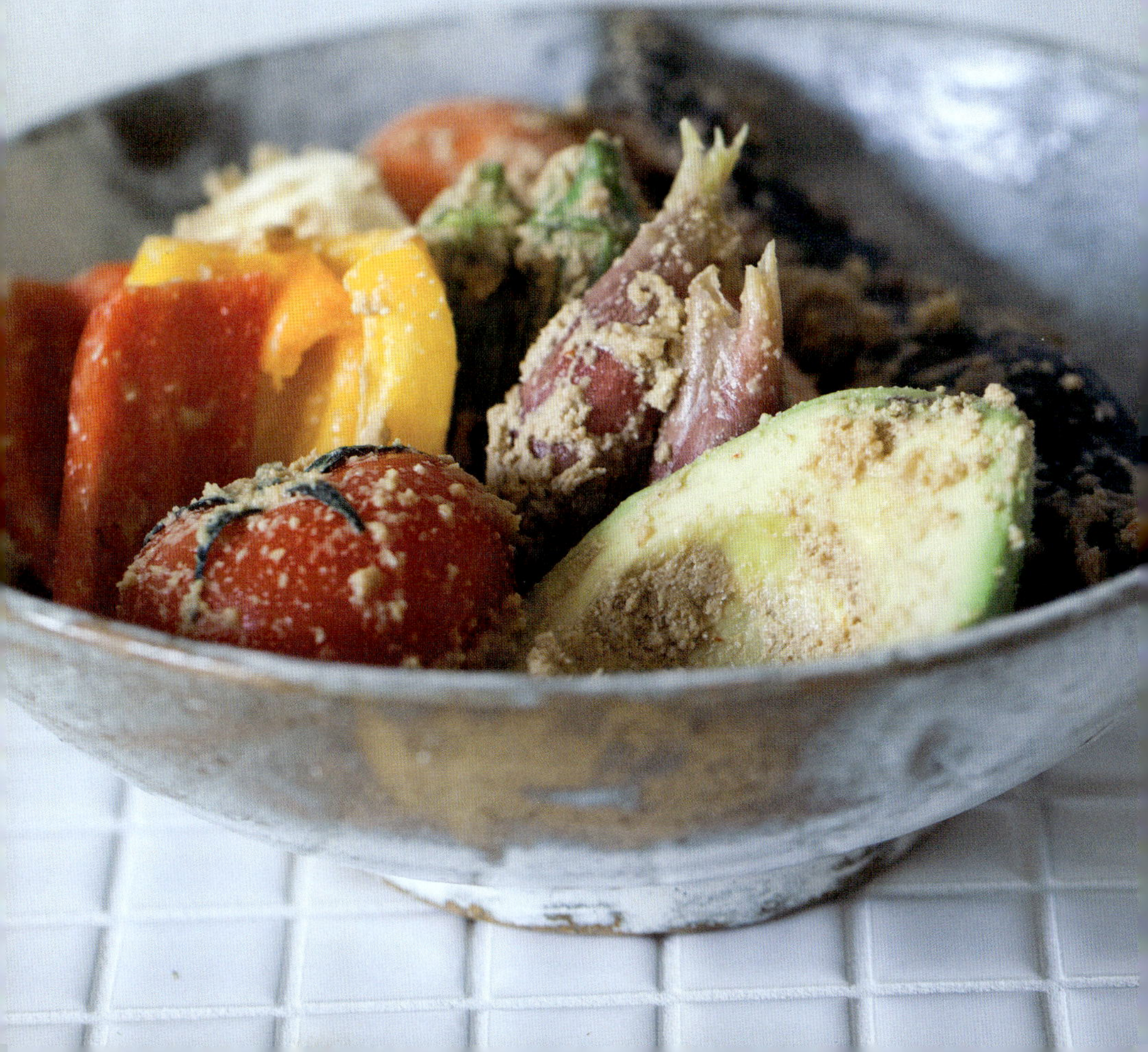

料理上手に見える漬け物

変身漬け物

市販漬け物活躍レシピ

「第四章　ぬかを捨てる女は女を捨てると覚悟する」

目次

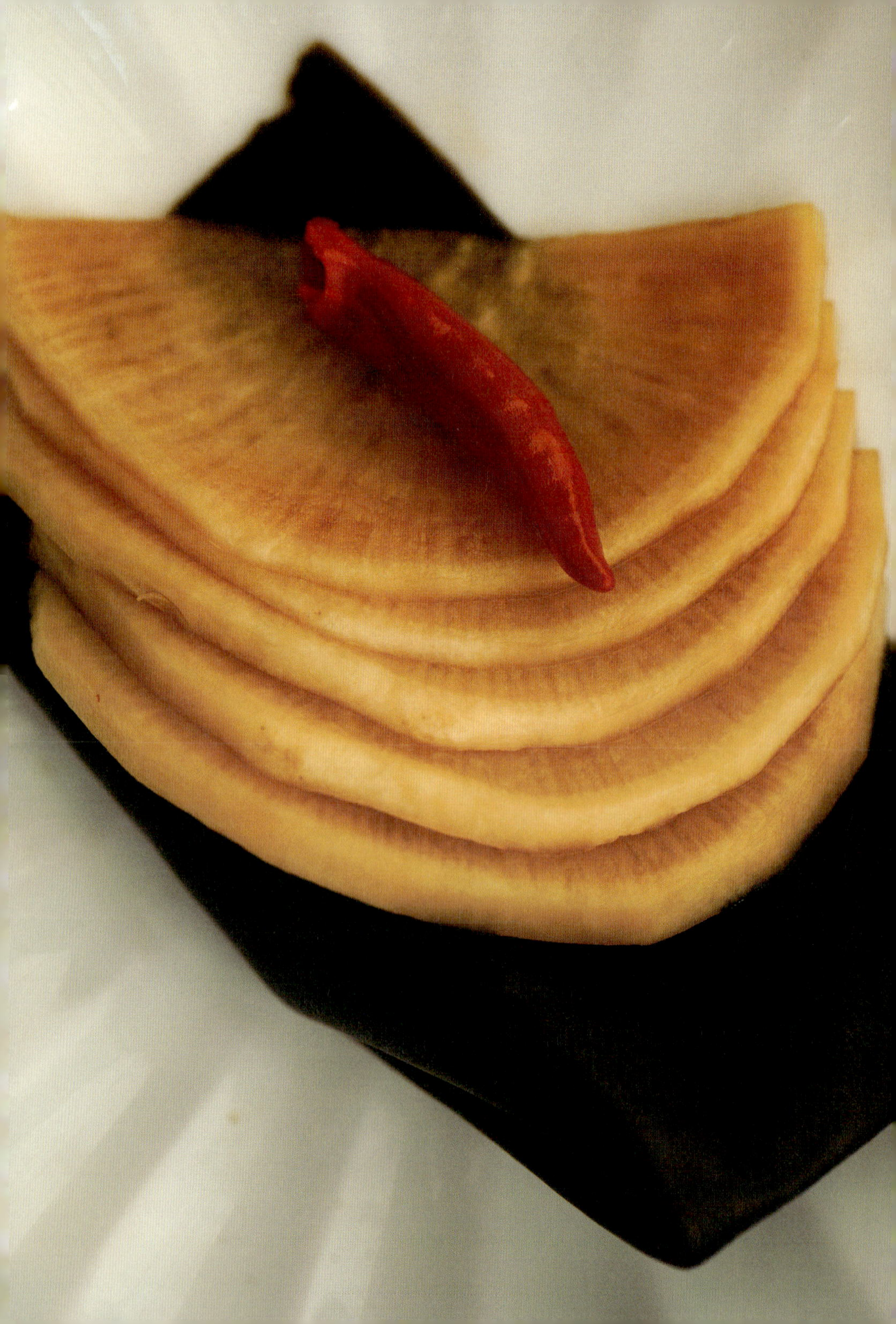

第一章 女がぬか漬けにどっぷり漬かった理由

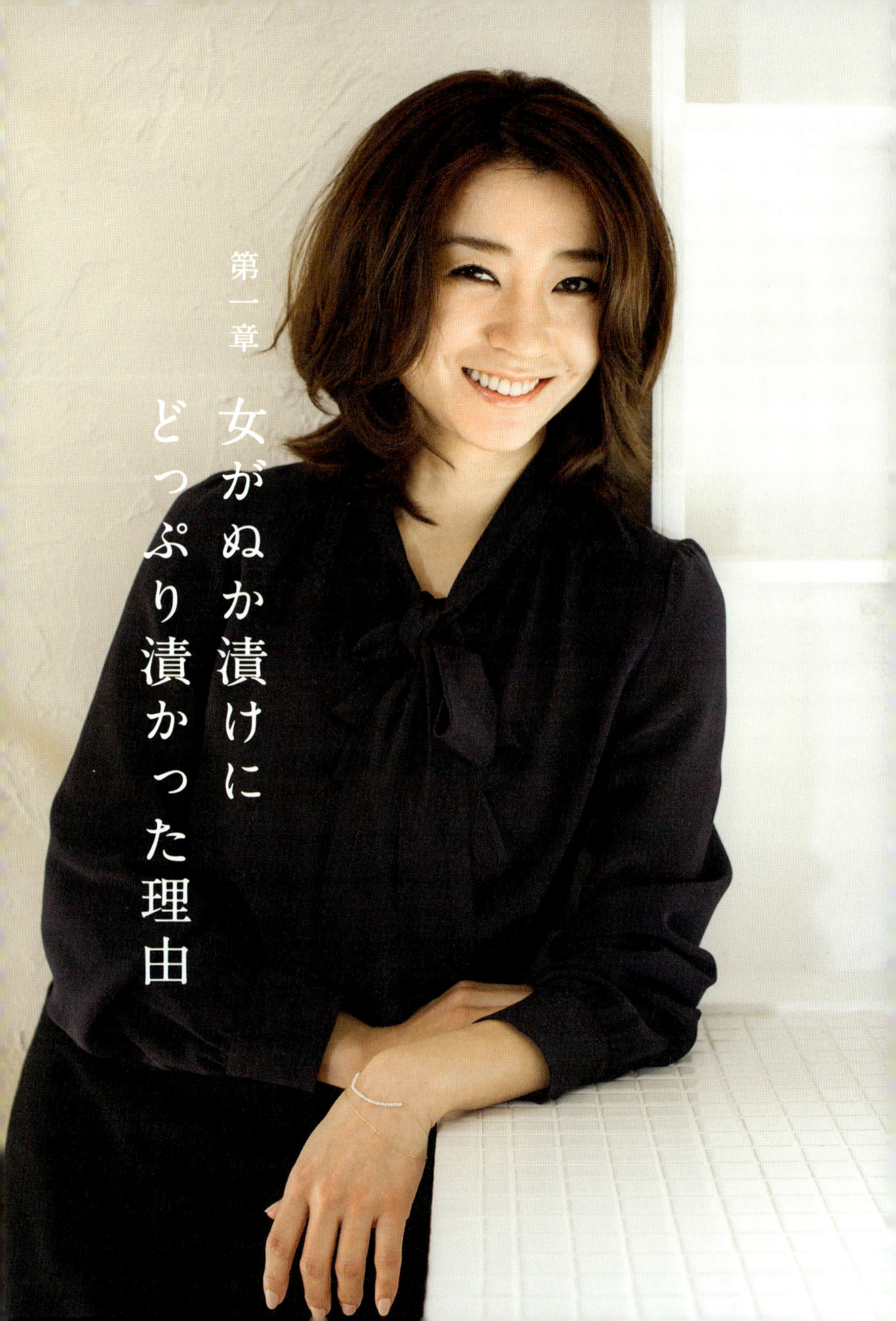

「三十路直前。はじまりは、女としての危機」

ちょうど二十八歳ぐらいの頃だったと思います。なんとなく体質が変わったのかな、と感じることがありました。週末にゆっくり眠ったはずなのに、あまり疲れがとれていないかも。今までなら三日ぐらいで体調のコントロールができていたはずなのに、仕事の予定日までに体調が戻らなくなってきたかも。東洋医学でいうところの未病《みびょう》というか、いわゆる不定愁訴のような不調を感じる日々が、ぼんやりと続いていました。

そんなとき、毎日朝晩使っている化粧水が、ある日突然しみるようになったのです。すると、首筋などの皮膚の薄いところが、アクセサリーなどの金属に対して赤くなったり、成分の強いものを食べると、アレルギー反応のようなものが出るようになってしまいました。もともとアレルギー体質ではないし、お菓子やジヤンクフードを好んで食べるタイプでもないのに、いったいどうして？

思い返せばその少し前から、肌荒れが気になりはじめてはいたんです。友人からも「どうしたの？」と、びっくりされてしまいました。「こんな肌、誰にも見られたくない！」と、すっかり落ち込んでしまった私は、お化粧をするのも怖くなり、ちょっとしたひきこもりのようになってしまいました。ビタミン剤などのサプリを飲んだり、皮膚科で出されたステロイドのお薬も塗ってみましたが、いっこうに治る気配はありませんでした。体調不良の原因もわからないままで、不安はつのるばかり。私はどうなってしまったんだろう？

「おっぱいは大きいが、体調不良のグラドル時代」

まずは病院で体中を検査してみることにしました。内科に皮膚科、婦人科。アレルギー診断の結果、食べ物が原因ではないことがわかりました。考えられる原因は、ホルモンバランスの乱れと、ストレス。二十二歳のときに子宮内膜症を患ったこともあり、生理不順になりがちだったのですが、血液検査で女性ホルモンの値が圧倒的に低いという結果が出てしまいました。今思えば、体が冷えていたのも、ホルモンバランスを崩した一因だったのかもしれません。

「小柄でスリムなのにEカップ」というのがグラビアアイドル時代の私のセールスポイントだったので、お洋服は季節を問わず、つねに胸と脚をがっつりと露出したものを選んでいました。しかも、当時は若かったこともあって、冷たい飲み物も気にせず平気で飲んでいました。それに、どんなに寒い日でも、屋外や早朝のロケは当たり前。暖かい海外で一週間撮影をして真冬の日本に帰国し、その一週間後にまた真夏の海外へ、といったことも日常茶飯事。当然、食事は朝昼晩と外食です。

外食といっても、毎日ステキなレストランやカフェでお食事するわけではありません。朝はファストフード・ショップで調達したホットドッグとカフェオレか、コンビニのおにぎり。そしてお昼と夜は、冷えきったロケ弁か宅配弁当。それがグラビア時代の私の三食の定番でした。中でも私は冷たいロケ弁が苦手で、冷えたごはん、冷めて脂が白く浮いた焼き肉やハンバーグ、くったりした衣をまとった唐揚げやフライを見るたび、悲しい気持ちになりました。しかもロケ弁のパッケージを見ると、大量の保存料が書かれています。

「こんなケミカルなものが入った冷たいロケ弁なんて食べたくない！」

だけど自分だけ温かいものが食べたいなんて、言えるわけがありません。気をまぎらわせるように、楽屋に用意された揚げせんべいやスナック菓子をぽりぽり。翌朝の撮影のことを考えると、仕事が終わったあとにお酒を飲みに行くということもできません。ストレス発散は、夜中に友だちとカフェでおしゃべりをしながらスイーツを食べるぐらい。だけど水着になる機会が多いから、つねに体重のことを気にしながら年中ダイエット状態。これじゃ体にいいわけがない！

すべてはそんな、ストレスフルで不規則な生活の積み重ねが招いた不調だったのだと思います。

「まさかこんな地味なところに、美の救世主！その名も「ぬか漬け」！」

二十五〜二十六歳の頃に健康診断を受けたときのことです。驚いたことに、食べ過ぎ、お酒の飲み過ぎ、運動不足など、不健康といわれる項目のすべてに自分があてはまっていたのです。まだ二十代なのに、しかも女性なのに、このままだと生活習慣病まっしぐらのおじさんみたいになってしまう！　そこで私は、アロマテラピーや健康管理士の勉強をはじめました。もともと凝り性の私。資格をとって、食事や健康、メンタルの面から、日々の生活そのものを見直そうと思ったのです。資格の勉強をするうち、自《おの》ずと毎日自炊もするようになりました。

そんなとき、食事に行ったお店で、自家製のぬか床を分けていただきました。

お酒が大好きな私は、食事のあとにはデザートよりも、ごはんとお漬け物が食べたいタイプ。しかもそのとき頂いたお漬け物がとてもおいしくておいしくてとにかく喜んで食べていたら、「だったらぬかをお裾分けしましょう」とお店の方が「ぬか床」なるものをくださったのです！

お母さんの味、家庭の味とも言われる「ぬか漬け」。それを生み出す「ぬか床」をラッキーにも手に入れた私でしたが、妙齢の女といえど、それまでぬかでお漬け物を漬けた経験なんてもちろんありません。正直、手に余りました。どうやって育てていいかもイマイチわかりませんでしたし、そもそも育てる必要があるものだなんてよく知らなかったのです。ですから、残念ながらそのぬか床はその後だめにしてしまったのです……。

そうやって、一度「ぬか床」との運命的な出会いをし、突然の別れを経験したあとしばらくは、「ぬか床」のことなんかすっかり忘れていた私でしたが、長引く肌荒れにいい加減うんざりしていた頃、「そういえばぬか漬けを食べているときは肌の調子がとてもよかった！」と、突然に思い出したのです。

お座なりにしていた昔の彼氏のよさを突然思い出すときのように、私は「そうだ、もう一度ちゃんとぬか漬けをはじめよう！」と厚かましくもまた、「ぬか床」とあらためて向き合うことに決めたのでした。

するど今回は、どうでしょう。三十路《みそじ》も近づき自分の「なんか無茶と無理を繰り返してムチャクチャになってしまった……」という反省から切羽詰まっていたからかもしれませんが、ぬか漬けの手軽さとおもしろさに、私はたちまち夢中になりました。なにしろぬか床さえあれば、いつでも手軽にごはんのおかずと、最高にヘルシーなお酒の肴《さかな》が作れるのです。その昔、「あ〜、柴漬け食べたい」というCMがありましたが、本当にあんな感じで、家に帰ってお漬け物を食べると、体も心もほっとする。おまけにお漬け物は歯ごたえがあるから、満足感が得られてダイエットにもなるし、酵素もたっぷりと含まれているので、お酒を飲んでも翌日に残りにくいし、お腹《なか》もすっきり。ふと気づくと、自家製のぬか漬けを食べるようになってから、私の便秘がちだった体質はすっかり解消され、しつこかったニキビもすっかり消えていました。もしかして、健康と美容の面からみても、ぬか漬けは理想的な食品なのではないかしら？　そう気づいたとき、私の「発酵美人」生活がはじまったのです。

「はじまりました、ぬか漬け生活」

その頃ちょうど、それまでの不規則で不健康な食生活を見直して、毎朝、必ず朝食は自分で作り、しっかり食べてから出掛けるのが日課になっていました。私は元来、パンよりもお米派。ですから朝は必ずご飯を炊き、お味噌汁を作り、納豆を用意。そこにお漬け物が新たに仲間入りしたのです。冷蔵庫に入れっぱなしになっている野菜を、保存容器に入ったぬか床に漬けては食べ、漬けては食べる。あっという間にぬか漬けは、私の毎朝の習慣となりました。

一人暮らしで自炊をしていると、どうしても食材が余ってしまいます。とくに冷凍したり長期保存ができない野菜は、ついつい余らせてしまいがち。なおかつ、一度切ってしまうと劣化が早まり、買ったときのみずみずしさは、たちまち失われてしまいます。だからといって、スーパーで半分に切られた一人分の食材は新鮮さに欠ける気がして、買うのをためらってしまう。そんな問題を一気に解決してくれたのが、ぬか漬けでした。何しろぬか床さえあれば、冷蔵庫で余ってしまった野菜も、とにかく漬けておけば保存がきく。そのうえわずか半日ほどで、そのままでおいしく食べられるお漬け物に変身するのです。しかも季節の変わり目とともに、旬のおいしいお野菜を漬けると、ぬかの味がどんどんまろやかになり、野菜のうまみがぐんと増します。そうやってぬか漬けの素晴らしさに魅了されていくうち、保存容器に入っていたぬか床はどんどん大きくなり、やがてポリバケツひとつ分の大きなぬか床を育てるようになった時期もありました。

気温の低い季節はそれほどでもありませんが、夏になって気温が上がると、ぬか床の発酵温度もぐっと上がります。すると朝、家を出て夜帰宅する頃には、ポリバケツのぬか床がぐぐっとふくらみ、今にもバケツからぬかが溢《あふ》れてきそうなぐらい、プクプクと育ちます。「早くかき混ぜて！」といわんばかりに育っているぬか床を、帰宅してすぐに手を洗い、急いでかき混ぜる。どんどん発酵しているぬかは、とにかく元気いっぱいで、柔らかく、まさに発酵しているんだな、ぬか床は生き物なんだな、ということを手のひらで実感します。当時は帰宅してぬか床をかき混ぜるのがとにかく楽しくて、夏場は朝晩二回、ぬか床をしっかりかき混ぜては野菜を漬ける毎日でした。

しかもそうやって日々ぬかをかき混ぜているうち、家事をしていても、手の荒れや乾燥が気にならなくなったんです。ハンドクリームを欠かさずつけていた手が、なんだかしっとり。ぬかに含まれるミネラルやビタミン類は、健康だけじゃなく、お肌にもいいことを私は身をもって実感したのでした。

おいしくて綺麗になれて、一石二鳥。ぬか床との共同生活は、私にこれまでにない充実感を与えてくれたのです。

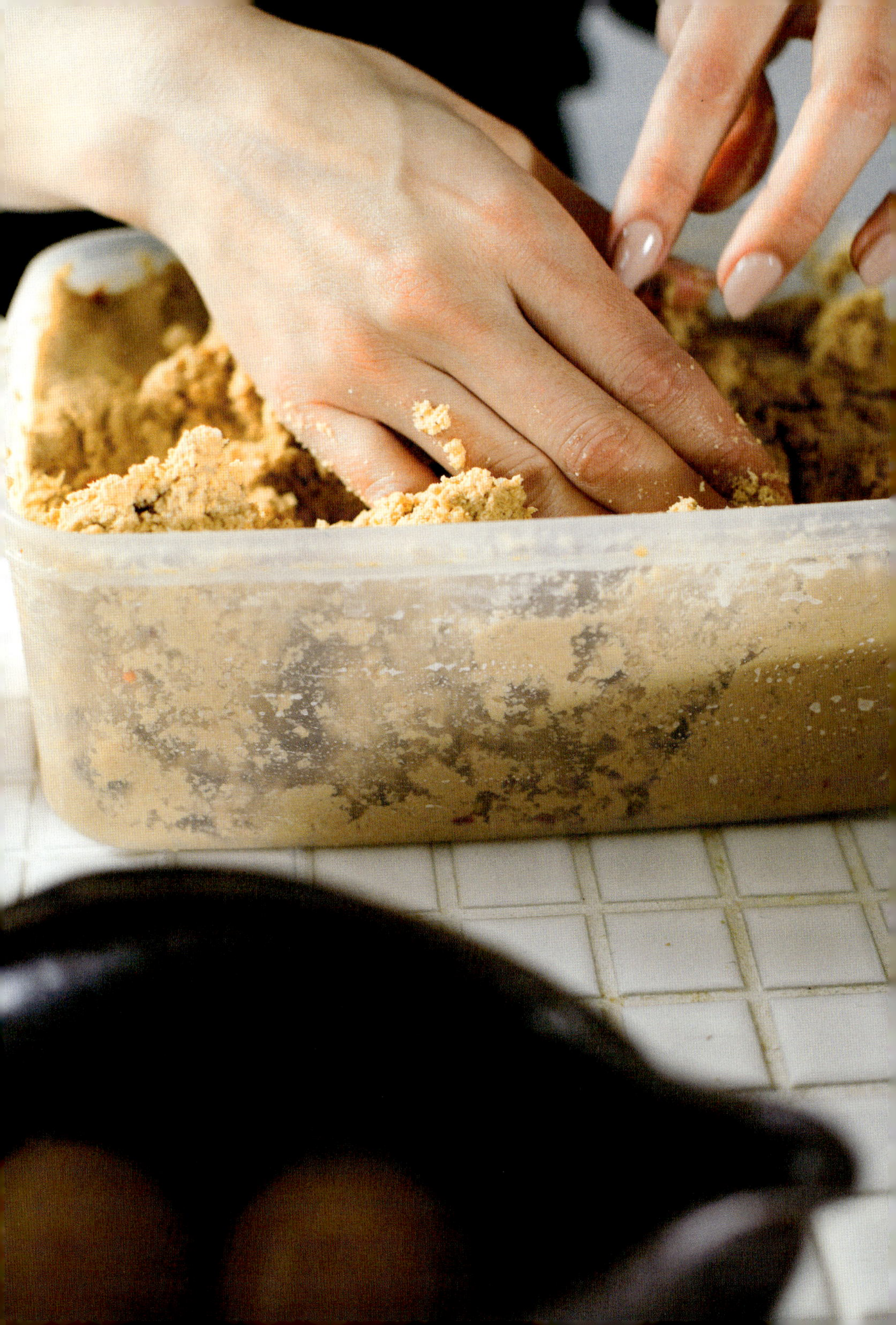

はじめよう「マイぬか床」。

野菜をぬか床に一晩寝かせるだけで発酵食に変身。
今人気の酵素を自分で寝かせて食べてみる。それが発酵美人の第一歩。

ぬかを育ててみよう

①ぬか床を分けてもらう

新しくぬかをはじめるのは、すでに漬けている方から、熟成したぬか床を分けてもらうのが、手っ取り早くておすすめです。熟成したぬか床には乳酸菌や酵母菌がたくさん含まれています。できればちょっと多めに分けてもらえると安心。お気に入りのお店、お友だちや、お母様から、「これは」と思う運命のぬか床を分けてもらいましょう。

②ぬか床を買う

ぬか床をお裾分けしてくれる方がいない場合は、スーパーなどで市販されている、あらかじめ調味料が加えられたぬかや、ジッパー式のパッケージに入ったすぐに漬けられるぬか床からはじめてみるのもいいでしょう。

ただし市販のぬか床は化学調味料が加えられているので、味が濃く、漬かりやすくなっています。市販のぬか床を使う場合は、まず最初に余り野菜を二〜三回捨て漬けし、味をまろやかに調えてから漬けましょう。捨て漬けをすることで、野菜からの栄養素や水分がぬか床にうつり、味がまろやかになります。

③ぬか床を作る

「せっかくのマイぬか床は自分で作りたい」という熱心な方には、まずはベースの作り方をご紹介します。

基本のぬか床の作り方

材料

米ぬか　　2kg
だし汁　　2.2ℓ
塩　　　　1/2カップ強
山椒の実　大さじ2
ゆずの皮　1/2個（刻んでおく）
赤唐辛子　5本（刻んでおく）
昆布　　　5㎝に切ったもの3枚

1）生の米ぬか、塩、赤唐辛子、山椒の実、ゆずの皮をボウルに入れ、冷ましただし汁を加え、全体がよく混ざり合うようにかき混ぜる。

2）密閉容器に混ぜたぬかを移し、手のひらで空気を抜くように押しながら表面を平らにして冷暗所で保管。

3）表面に産膜酵母《さんまくこうぼ》がはったら全体をかき混ぜて、を何度か繰り返し、ぬか床らしい香りがしてきたら捨て野菜や昆布を入れて発酵を促し、うまみを引き出したら出来上がり。

＊夏場は1ヵ月前後、冬場は約3ヵ月前後様子を見ながら、黄金色になるまでじっくり発酵させてください。出来上がったら、旬の野菜などお好みの野菜をいろいろ漬けてみましょう。

ぬか床の入れ物を決めよう

ぬか床は保管が大切。余計な菌を防いだり温度を調節したり、はたまたしっかり混ぜるために「容器」は思いのほか大切です。しかし、「これでないといけません」というのはない、というのも意外な事実。市販の「ぬか床セット」でも、ホウロウの容器でも、プラスティックの密封のケースでも、ジッパー付きのビニール袋でもなんでも大丈夫です。

捨て漬けしよう

自分で新しくぬか床を作ったり、市販のぬか床を使う場合、いきなり野菜を漬けるのではなく、まずは一度、捨て漬けをしてみましょう。捨て漬けとは、ぬか床のうまみを引き出し、乳酸菌と酵母の活動を活発にさせるために、余り野菜を漬けること。この場合の野菜は、調理の際に捨ててしまう大根のしっぽや葉っぱ、キャベツの芯やにんじんの皮などの余り野菜で十分です。捨て漬け野菜は漬けてから二〜三日で引き出し、引き出した野菜は捨てましょう。さらに再び余った野菜を漬けておけば、野菜からの水分や糖分、ビタミンなどがぬかに浸透し、お漬け物の味がまろやかになっていきます。

毎日必ず一度はぬか床をかき混ぜよう

毎日必ずぬか床をかき混ぜ、新しい野菜を漬けます。手間はたったそれだけです。一日三分もかかりません。野菜に塩をまぶしてから漬けてもいいですし、塩分を気にしている方は、野菜に塩をつけなくても、ぬか床に漬けておくだけで、ぬかの栄養素がしっかりと野菜にしみ込みます。かき混ぜたあとは、ぬか床の表面を平らに整え、容器の周りについた余分なぬかを、キッチンペーパーなどで拭き取っておくと、カビや雑菌の繁殖を防ぐことができます。

どれぐらい漬けるの？

漬ける時間は気温によって変わってきます。夏場は発酵が早いので、六時間程度でOK。朝に漬ければ夕飯にはおいしいぬか漬けが食べられます。気温の低い冬や、にんじんなどのかたい野菜の場合は、半日から一日程度漬けましょう。また、浅漬けが好きな方は半日で、古漬けが好きな方はしっかり漬けるなど、お好みで漬け時間を調整してみてください。

ぬか床の適温は二十～二十五℃。私たちが心地よく過ごせる温度と同じです。女性にとって紫外線がお肌の大敵であるのと同様、ぬか床にとっても直射日光は大敵。気温が高いと発酵が進み過ぎてしまうため、夏場は冷蔵庫の野菜室などに入れてぬか床を休ませましょう。

お漬け物が酸っぱくなった！

乳酸菌が過剰に発酵した証拠です。一度ぬか床を休ませましょう。ぬかに漬かっている野菜を全部取り出して、塩を加え、生の米ぬかを足します。二〜三日何も漬けない状態にして発酵を抑え、ぬか床を休ませます。休ませたぬかがかたくなったところでもう一度かき混ぜ、再び二〜三日休ませます。

ぬかにカビが生えてしまった！

ぬかの表面に発生する白いカビは、実はカビではなく、産膜酵母《さんまくこうぼ》というもので、ぬかの乳酸菌が増えた証拠です。食べても問題はないので、そのままかき混ぜても大丈夫。気になる場合は、白カビの発生している部分のぬかをすくって取り除きましょう。白カビ以外のカビが発生した場合は、カビが生えた部分をしっかりすくい取って捨てます。その際、中のぬかがまだ黄金色であれば大丈夫です。

臭《にお》いが気になるときは

カビや雑菌が繁殖しています。ぬかに漬かっている野菜を全部取り出し、塩を加え米ぬかを足します。二〜三日何も漬けずに、毎日かき混ぜ、冷暗所または冷蔵庫に保存します。

失敗を恐れず、何度でも余った野菜を漬けよう

なかなか思い通りの味にならなくても、あきらめずに何度も余った野菜を漬けてみてください。野菜からのうまみがぬかに浸透し、発酵が促進され、次第に味がまろやかになり、自分のオリジナルのぬか漬けに育っていきます。愛情さえあれば大丈夫。ポイントは温度、塩分、水分、そして酸素。野菜からの水分が出す

ぎてぬかが水っぽくなったときは、表面にしみ出した水分をキッチンペーパーや清潔な布に吸収させ、生の米ぬかを足して調整しましょう。米ぬかに含まれるビタミンとミネラルが、ぬか床の味と野菜の水分を調整してくれます。

ぬかの大敵は、手を加えないこと

できれば毎日一度はぬかをかき混ぜてください。ただし、二〜三日程度であれば手を加えなくても構いません。三日以上手を加えられない場合は、冷蔵庫に入れて発酵の速度を調整しましょう。海外旅行などで一週間近く手を加えられないときは、外出前にぬかの中の野菜をすべて取り出し、しっかりとかき混ぜ、ぬかの空気を抜いてから表面に塩をのせ、ラップをかけ、空気が入らないようにして冷蔵庫で保存しましょう。

自分の味を作ろう

うまみを引き出すために、ぬか床に昆布を入れてみましょう。昆布はお鍋や煮物などでだしをとったあとのものでも大丈夫です。昆布の他にも、煮干しや唐辛子、ゆず、花山椒、りんご、残ったビールや粉がらし、大豆などもお好みで加えてみてください。

「マイぬか床」はあなたの思いのまま。お好みのぬか床を育てましょう。

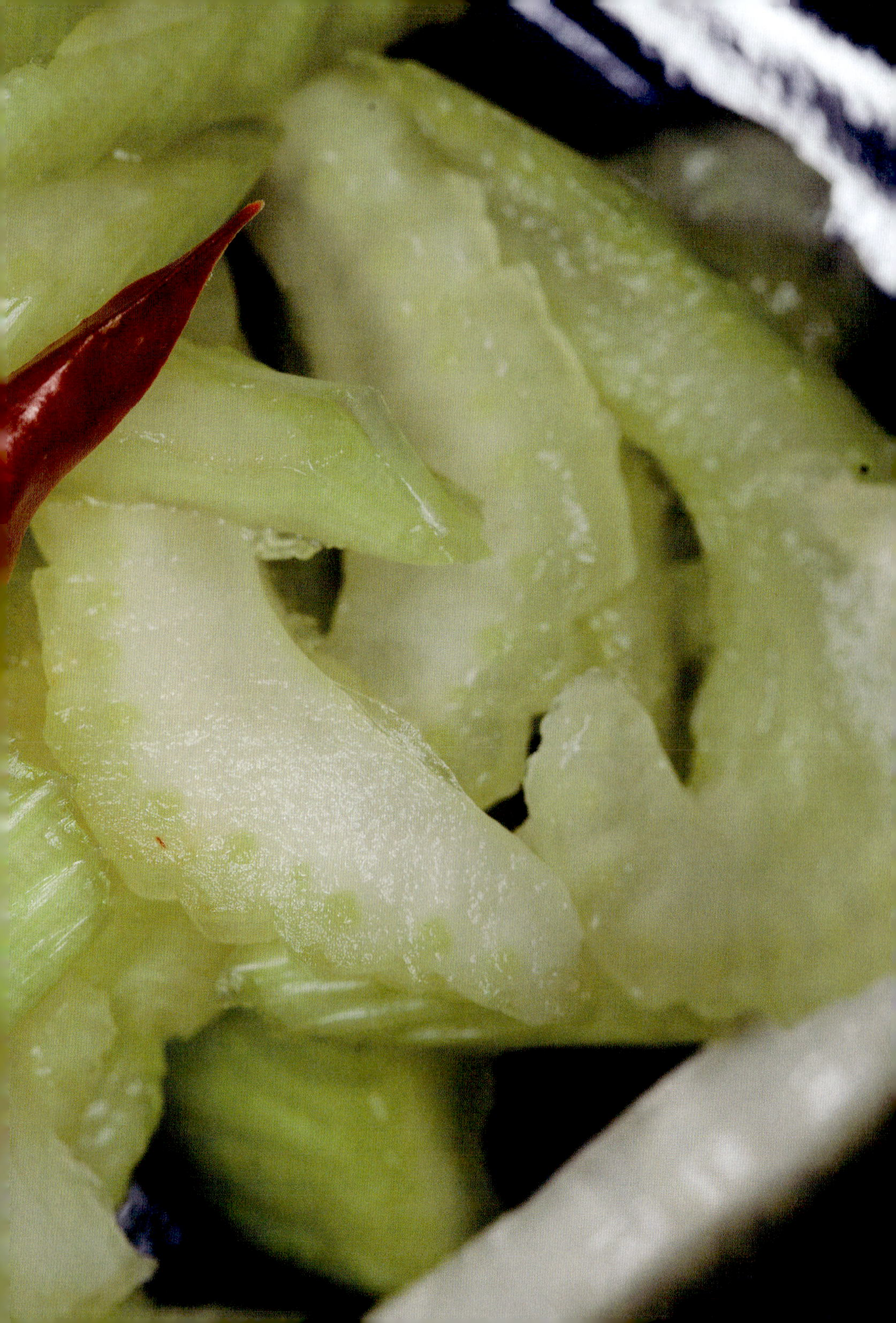

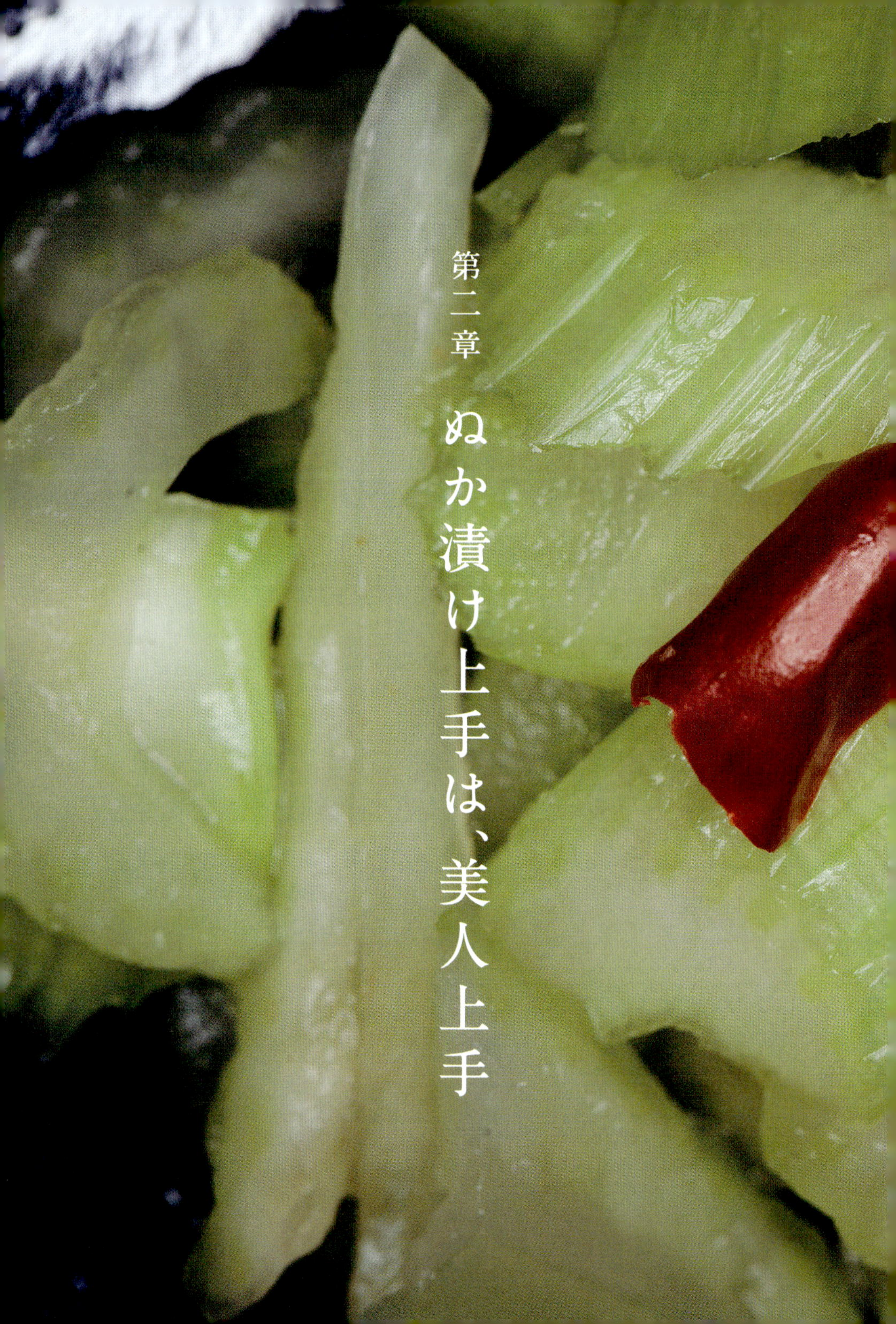

第二章

ぬか漬け上手は、美人上手

「生野菜は虫とウサギと、若い娘さんに任せておこう」

毎日一度は必ず手を入れなければいけないぬか漬けを作りつつ、日々いろんな浅漬けや変わり漬け、発酵食品を使ったオリジナルのレシピ作りにも挑戦するようになりました。塩麹《しおこうじ》漬け、紹興酒漬け、ポン酢漬け、お漬け物を使ったタレやドレッシング作りなどなど。

イタリアンやフレンチにも、ワインビネガーで作るマリネという調理法があるように、世界中には、長い間受け継がれてきたさまざまなお漬け物料理や発酵食品がたくさんあります。それでもまだ、生野菜や温野菜、炒めたり焼いたりして食べるのが野菜料理の主流だと思われがち。これは健康管理士の資格をとってからますます実感していることなのですが、熱を加えず、野菜の栄養素をより高めてくれる発酵食品、とくにお漬け物という調理法は、もっと見直されてもいいのではないかと思います。

私たちは子供の頃から、「野菜を食べなさい」と教え込まれてきたせいか、外食の際も必ずといっていいほど、サラダ類を食べていると思います。けれど、サラダにかけられているドレッシングにしても、女性に大人気のバーニャカウダのソースにしても、意外と高カロリー。野菜には本来ほとんどカロリーがないので、ドレッシングやソースをかけることで、わざわざムダなカロリーや脂肪を摂取していることになります。それに、野菜を炒めたり焼いたり、スープやだしで煮込んだりして熱を加えると、どうしても酵素や繊維質が壊れてしまう。その点、お漬け物はローカロリーなうえ、油と一緒に摂《と》らないと吸収されにくい野菜の栄養素も、酵素の働きで効率よく摂取できるのです。おまけにお漬け物に含まれる乳酸菌の効果で、腸の中から若返って健康になれる。しかも、お漬け物はコツさえつかめばすごく簡単に作れるし、盛りつけ次第で、サラダよりも立派な一品料理にもなるのですから、まさにいいことずくめです。

私たち生物は、酵素がなければ生きられません。消化するための消化酵素、新陳代謝を司る代謝酵素など、体の中に備わっている酵素の元から作られる「潜在酵素」は体内で作られます。ですが人間の場合、体内で酵素を作る能力は二十～二十五歳で衰えはじめます。その後、四十歳頃になるとさらに衰えは増し、七十歳頃には、二十代の頃の四分の一ほどにまで減少してしまうそうです。おまけに、食べ過ぎやお酒の飲み過ぎで消化酵素を消費し、潜在酵素をムダに使ってしまうと、その分、代謝酵素に使われる量が少なくなってしまい、病気が治りにくくなる。ちなみにこの酵素を使い切ってしまうと、生命活動は停止します。つまり死んでしまうのです。

ここまで書いていて、私はあらためて自分の若い頃の生活が怖くなってきました。体にとって大切な酵素を私は、自分からどんどんどんどん排除していたのです。肌の荒れも体の不調も、酵素を無視していた私の自業自得だったのです。

この消耗品である体内酵素を補うためには、体外から酵素を摂取し、酵素不足を解消するしかありません。もう決して若者とは言えない私の体を、あの頃よりもさらに美しく健康に生まれ変わらせる必要が私にはあったのです。

そのためにも、酵素の多い発酵食品や、生の食物を効率よく食べることが必要でした。ところが、若くない体には、大量の食品はエネルギーになるどころか胃の負担になるばかり。いくら生野菜が体にいいと言っても、ウサギや虫のようにバリバリボリボリ大量に食べるわけにはいきません。はてさて困った……と言いたいところですが、そんな私の味方こそが、発酵食品「ぬか漬け」なのです。微生物の発酵により、たくさんの酵素が作られるお漬け物などの発酵食品は、酵素の宝庫。酵素をたくさん摂れば元気になり、自然と免疫力が高まり、アンチエイジングにもつながります。

もし心身ともに、いつまでも若々しく美しく素敵な女性でありたいなら、今すぐ発酵食品を味方につけるべきなのです。

「大和撫子は発酵美人」

昔から日本人は、お漬け物だけでなく、味噌、醬油、納豆、日本酒や甘酒など、麴《こうじ》から作る発酵食品を日常的に食べています。私自身、朝ごはんの定番は、お漬け物と納豆とお味噌汁。「べったら漬け」や「海鮮漬け」といった麴のお漬け物や、日本酒も大好きですし、寒い冬のゴルフは、体の温まる栄養ドリンクとして甘酒を飲んでからスタートします。まさに発酵美人な毎日を実行しているわけです。

お漬け物の発酵過程で重要となる産膜酵母《さんまくこうぼ》をはじめ、発酵食品には酵母が欠かせません。イースト菌と呼ばれる酵母菌がパンやビールを作り、納豆菌が納豆を作り出すように、酵母という微生物の働きによって、さまざまな発酵食品が生まれます。この酵母が発酵する過程で生まれる酵素が、タンパク質を分解し、食品の細胞を柔らかくします。そして酵素から発生した各種のアミノ酸やビタミン類が、食品のうまみを引き出し、美容や健康に効果を発揮する栄養素となります。

実際、お漬け物を食べるようになって以来、私はサプリメント類をほとんど摂らなくなりました。

ただし、酵素はタンパク質からできているため、熱に弱く、五十～六十度の温度で成分が変成し、働きがなくなります。最近人気の酵素ドリンクやスムージー、できるだけ生の状態で食べるために四十八度以下の熱で調理するローフードなどは、この熱に弱い酵素を効率よく摂取できることから、世界的に注目を集めています。

実は私も最近、自宅でオリジナルの酵素ドリンクを作りはじめました。ただ、酵素ドリンクを作るには、ものすごく手間や時間がかかるんですよね。スムージーも好きでたまに作りますが、毎回新鮮な野菜や果物を買いそろえるのは結構大変。使い終わったジューサーの後片付けも、毎日だとちょっと面倒。そう考えると、日本の伝統的な発酵食品を毎日おいしく食べるのが、酵素をたっぷり摂るいちばん簡単な方法だと思うのです。おまけに納豆なら、食卓に出してそのまま食べるだけ。ぬか床や塩麹も、野菜を漬けておけばいいだけ。基本的に調理をしなくてもそのまま食べられるうえ、面倒な後片付けの手間もほとんどかかりません。発酵食品を食べるだけで、今すぐ簡単に、健康と美容にいいローフード生活がスタートできるのです。

「男に手をかけるより、ぬか床をペットのように可愛がるべし」

どこのお店で出していただくぬか漬けよりも、自分のぬか床で漬けたお漬け物がいちばん好き！　それぐらい私は自分のぬか床を溺愛《できあい》しています。聞くところによると、それぞれの人の手の常在菌によって、ぬか床の味も変わるのだとか。だから、ゴム手袋ではなく素手でぬかを混ぜないと意味がないのだそうです。そうやって手でかき混ぜながら、昆布や塩を足したり、発酵が足りないと、野菜の皮やヘタを使って捨て漬けをして発酵を促したり、自分なりの味や状態になるよう、少しずつ調整をしながらマイぬか床を育てていく。気温が上がる夏はとくに発酵が活発になるので、ぬか床がふっくらとして、手を入れるたび、ぐんぐん育っていく様子がわかるほど。ぬか床は生きてるんだなと、かき混ぜながら実感します。

ぬかには乳酸菌と酵母菌の二つの菌が繁殖しています。空気の嫌いな乳酸菌と、空気が好きな酵母菌。それを毎日すみずみまでかき混ぜながら、ぬか床全体に空気を入れ込むようにする。よく混ぜたあとは、手でぬか床を押してしっかり空気を抜くこと。表面を整えるようにしながら、ぬか床を押さえて空気を抜き、酸化を防ぎます。

ぬか床は生き物なので、手間と愛情をちゃんと注いであげなければいけません。温度、塩分、水分、酸素のバランスも大切。だけど手間がかかる分、ぬか床への愛情もどんどん生まれてきます。精米したての生の米ぬかのふかふかした肌触りも、なんだか可愛く思えてくるほど。ピクルスや浅漬けも大好きでよく漬けているのですが、ぬか床は手がかかる分、いっそう愛情が増すような気がします。しかもぬか床は、手をかければかけるほど、おいしくなって応えてくれます。世話を焼き過ぎると逆に心変わりしてしまうかもしれない恋人に手をかけるぐらいなら、ぬか床に手間と時間をかける方が、見返りは大きいかも。そんな風に思ったりもするぐらい、今や私にとってぬか床は大事なペット、いえ、愛しいわが子……愛する彼氏？　とにかく、かけがえのない家族みたいな感覚です。

「ぬか床が乱れたら恋も乱れる」

ポリバケツを使って大量にぬか漬けを漬けていた頃、ぬか床は私にとってまさしく恋人のような存在でした。

ぬか床の量が少しなら、冷蔵庫で保存することもできます。かき混ぜるのは一日一回で十分です。けれど、さすがにポリバケツだと、冷蔵庫で保存することもできません。しかも、毎日朝晩ぬか床をかき混ぜなくてはなりません。そうすると、外出していても、とにかく一刻も早く家に帰ってぬか床をかき混ぜなくては、という気持ちになってくるのです。そして家に帰ると、手を洗ったあと、まずぬか床をかき混ぜて、それから愛犬クッキーのお散歩に行く。そうしないと発酵したぬか床の力で、お漬け物の入ったポリバケツが、「かき混ぜて！」と言わんばかりにぐんぐん膨張してくるのです。しかもその〈生きている感じ〉が、なんとも健気《けなげ》で愛《いと》おしいんです。あれはなんだか、一刻も早く家で待ってくれている恋人に会いたい！　と思う感覚に近いような気がします。

ある夏、一週間ほど海外旅行をすることになりました。まず気になったのが、ポリバケツいっぱいのマイぬか床。旅行中、誰もいない部屋に放っておくのは心配だったので、愛犬クッキーと一緒に、ポリバケツのぬかも母の家に預けることにしました。母には、「夏場は発酵温度が高いので、陽《ひ》のあたらない涼しい場所において、できるだけ毎日かき混ぜてね」とお願いしておきました。

そして一週間後。帰国してすぐにクッキーとぬか床をお迎えに行きました。自宅に戻ってさっそくぬか床を開けてみると、なんとぬかの表面が真っ白になっているうえ、今まで嗅《か》いだことのない臭《にお》いまで漂ってくるではありませんか。あんなに可愛がっていたぬか床が、こんなにも乾燥して酸っぱい臭いを放つなんて！ 愛しい恋人を「臭い」と思うときほど切ないことはありません。ごめんなさい、私のぬか床。でも仕方ありません。だって、とっても臭いから。

留守の間ぬか床を預かってくれていた母があまり手を加えてくれていなかったため、うまく発酵できなくなってしまっていたのです。そう、私が留守の間、構ってもらえなかったぬか床がすねていたんです。さっそく私は、たっぷりと水分が出る葉物野菜やきゅうりなどを漬け、リンゴや昆布もぬか床に入れて味をまろやかに調え、余ったビールなども入れて、もとの状態にぬかを戻してあげました。

振り返ってみると、二十代の終わりに大きな失恋をしたとき、心もお肌もすっかり荒れてしまった私を救ってくれたのは、ぬか漬けでした。しかもおもしろいことに、ぬか床が傷んでしまうときに限って、恋愛もうまくいっていないことが多いのです。自分自身に元気がないから、心に余裕がなくなったり、食も細くなって、料理やぬか床の手入れがおろそかになってしまうせいかもしれません。逆に、恋愛が順調なときはぬか床も不思議と元気です。ぬか床は私にとって、恋人のような存在であり、心の鏡でもあるのです。

母性で勝負。言い切ります。「ぬか漬けはモテる！」

「ぬか漬けを漬けてるんです」

そう言うと男性の食いつきが抜群にいいというか、確実にモテるような気がします。こんなことを言うと、私のぬか床への愛を疑われそうですが、「モテる」ためにはじめたわけでは決してないぬか床生活が、私を「いい女」に押し上げてくれているような気がするので、ぬか床への感謝も込めて、ここでは「ぬか床の効能」について書きたいと思います。

私の場合、タレントという一見派手なイメージと、ぬか漬けという言葉から連想する、古風で家庭的なイメージとのギャップもあると思うのですが、ぬか漬けを漬けているということは、毎日自分でお料理をしていて、きちんとぬか床を手入れしている女性だということ。つまり、安心感のある女性というか、自分の母親のイメージと重なるらしいのです。とくに地方出身の方の場合、子供の頃に自分の母親が漬けていたお漬け物の味やイメージを思い出すようで、単純に料理ができる女性というだけでなく、「ちゃんとした家庭のごはんが作れる女性なんだ」という風に認識してくださるような気がします。

昔はお嫁入り道具として、実家からぬか床を分けてもらい、それをお嫁入り先まで持っていったそうです。ぬか床は元来、大和撫子《やまとなでしこ》のたしなみの一つでもあるんですよね。でも女性はついつい、例えば「今日はチキンをトマトのソースで煮込んでみたの♡」といった具合に、オシャレなお料理ができることをアピールしがちです。けれどよく言われるように実際は、ほとんどの男性はとても保守的。オシャレなメニューよりもごくシンプルなものの方が好きだったりします。唐揚げとか生姜焼き《しょうが》とかハンバーグの定食といった定番のおかずに、お漬け物やお味噌汁がついているような、いわゆる「母親の味」をやっぱりとにかく欲しているのだと思うのです。

だから、習い事をしたり、お料理教室に通ったり、お金をかけてモテテクを勉強するよりも、モテたい女性は、ぬか漬けを漬けて、食べて、体の中から自分自身を整えて磨きをかけていった方が、ムダなお金も時間も労力もかからないし、効果がある気がします。ワインを勉強していたり、お花を習っていたりする女性は、同性からみるとすごく素敵。ですが男性からすれば、「この女性は家庭というよりも、外に意識が向いている人なんだな」という風に解釈してしまうなんてことも大いにあるのです。

一概にそれがすべてとは言えませんが、少しでもそれが男性たちの本音なら、女性は習い事に行ったり、外見にお金をかけるよりも、まずはぬか漬けを漬けてみるべきではないでしょうか。何しろ一日一度ぬか床をかき混ぜればいいだけ。そして、冷蔵庫からぬか漬けを出して食べるだけ。それなら五分もかからないし、それだけでモテ女子になれちゃうのなら、ぬか漬けを漬けない手はないんじゃないかと思うのです。しかも「ぬか」はめちゃくちゃ安い……。洋服一枚買うお金があれば、ぬかをいったい何キロ買えるでしょう。

きっとこれは婚活にも効果があるような気がしているので、その点については、私が身をもって実験してみようかなと思っているところです。

「ぬか漬けでおっぱいが大きくなるという事実」

現役のグラビアアイドル時代、私のバストサイズはEカップでした。けれど一時期、ワンサイズ胸がやせてしまったことがあります。最初は年齢のせいかと諦めていたのですが、なんと最近、バストサイズが復活してきたんです。体重は変わっていないので、太ったわけではありません。とくに普段と変わったことをした覚えもなく、思いつくことといえば、ぬか漬けを毎日食べていたことぐらい。ということは、バストサイズが復活したのはやはりぬか漬け効果なのでしょうか？

とくによく食べているのが、キャベツのぬか漬け。とにかく大好きなので、最近は手作り餃子の具もキャベツのぬか漬けで作っているほど、毎日のようにたくさん食べています。キャベツに含まれているボロン（ホウ素）というミネラルは、女性ホルモンのひとつであるエストロゲンの分泌を高める働きがあり、バストアップにも効果があると言われています。

ただし、ボロンは熱に弱いため、キャベツでエストロゲンの分泌を高めようとするなら、なるべく生で食べなければなりません。しかもバストアップ効果を期待するには、毎日キャベツを丸ごと一玉くらい摂取しなければならない。毎日キャベツを丸ごと一玉、サラダで食べるのは難しいですし、つらいですよね。だけど、冷蔵庫に余ったキャベツをぬか床に漬ければ、水分が抜け、サラダよりもたくさん食べられます。おまけに、刻んでコールスローにしたり、さらに細かく刻んで餃子に入れたりと、さまざまな料理にアレンジすることもできるのですから、これを利用しない手はないと思うのです。

キャベツに含まれるボロンがエストロゲンの分泌を高めるのは確かですが、バストアップに直接働きかけるということに関しては、残念ながら科学的な根拠はないという説もあります。ただ、キャベツのお漬け物が大好きで、日々なんらかの形でキャベツのお漬け物を食べている私自身のバストサイズが、グラビア時代のサイズに復活していることは紛れもない事実。果たしてこれが、キャベツの効果なのか、他の野菜のおかげなのか、または発酵食品ならではの力なのかは私にもわかりません。米ぬかに含まれているγ‐オリザノールという天然のオイル成分も、月経異常や更年期障害といった婦人病に効果があるそうですから、米ぬか自体の成分も関係しているのかもしれません。けれど、少なくともキャベツのお漬け物が、何らかのバストアップ効果を発揮しているのではないかと、私自身は感じています。

そしてここだけの話ですが、先日プライベートで水着を久しぶりに着る機会がありました。私は昔のビキニしか持っていなかったので、それを着たのですが……なんと、おっぱいが、なんだかグラマーになっているように感じたのです。体重はピチピチだったあの頃よりも数キロも減っているのに、なぜかおっぱいだけビキニがピチピチ。恐るべし、キャベツ……そして、恐るべし、お漬け物です。

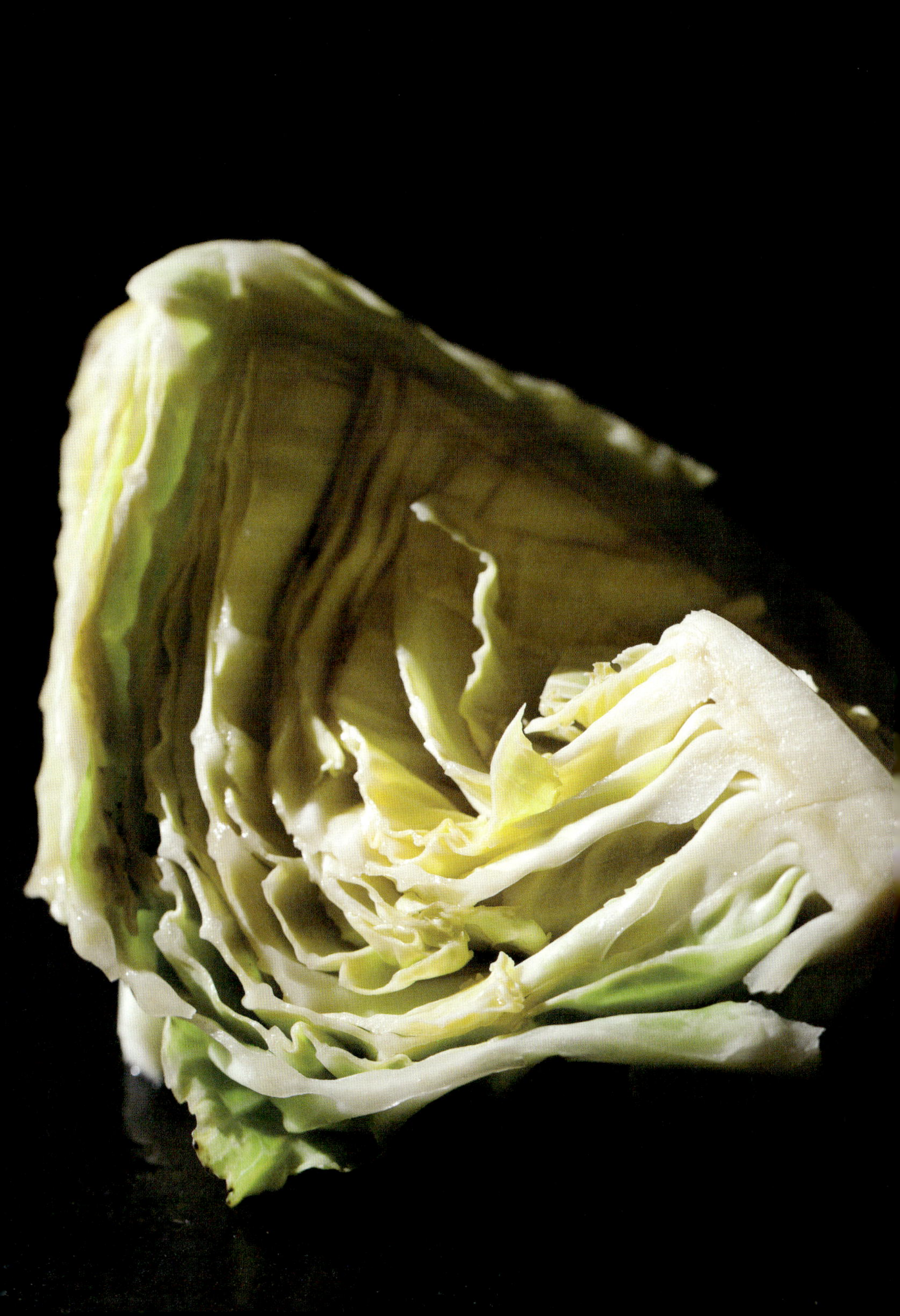

「キャベツを制する女は、ナイスバディを制する」

キャベツが大好物ということもあって、ぬか漬けに限らず、浅漬けやマリネなど、キャベツのお漬け物はつねに作っています。とくにキャベツのぬか漬けは、作っておくといろんなお料理にも使えてとにかく便利です。例えば餃子の具に使うキャベツも、私はぬか漬けのキャベツを使います。お漬け物特有の酸味はしないのに、普通のキャベツを使ったときよりもさっぱりとした味に仕上がります。それに、生のキャベツよりもたくさんの量を入れることができるので、いつもよりも、ぐんとヘルシーな具になります。トンカツなどの揚げ物の副菜として添えるキャベツの千切りも、私は生のキャベツではなく、ぬか漬けのキャベツを使っています。コールスローサラダのような感覚で、さっぱりといただけるうえ、コールスローとちがい、ぬかに漬けるだけなので手間いらず。そのうえマヨネーズを使わないので、カロリーもぐんと抑えることができます。

キャベツには、ビタミンCやアミノ酸カルシウムの他、胃腸にいいと言われるビタミンUが含まれているだけでなく、イソチオシアネートという、免疫力を高めて、がんや心臓病などを防ぐ効果を持つと言われる物質が含まれています。世界的ながん研究機関として知られる米国国立がん研究所によると、にんにくに次いで二番目にがん予防効果の高い食品がキャベツなのだそうです。

そんなキャベツのぬか漬けを、桜えびとにんにくと唐辛子とオリーブオイルで炒めてパスタと絡めた、キャベツのペペロンチーノ風パスタも手軽でおすすめです。キャベツとたまねぎとなすのお漬け物を、オリーブオイルでちょっと炒めて、鶏肉とホールトマトとお水でカポナータ風に煮込んだものも、ヘルシーでおいしい、オシャレな逸品です。漬け物を利用したお料理は、レシピのページでくわしく説明していますので、ぜひ作ってみてくださいね。

こんな風に、ぱぱっと手早く作ったおいしいキャベツ料理が、実はキャベツのぬか漬けで作ったものだと知れば、男性はものすごく感激してくれるんじゃないでしょうか。キャベツには女性ホルモンのひとつであるエストロゲンの分泌を促進するミネラルであるボロンが含まれているから、バストアップも期待できるかもしれないうえ、男性からも好評で、しかも保存もきいて便利。お漬け物自体にしっかり塩味がついているので、調理の際に塩分を加えなくても大丈夫だから、生活習慣病予防にもいい。キャベツのぬか漬けは、最強にモテる賢い女子のためのお漬け物といってもいいかもしれません。

「発酵美人は太らない。たくさん食べる、お漬け物ダイエット」

お酒もお漬け物も発酵食品。だからお酒とお漬け物はもともと相性がいいのだと思います。そのうえ、お漬け物には酵素や繊維質がたっぷりと含まれているので、お漬け物をお酒のおつまみとして食べれば、飲んだ翌日もお酒が残りにくいし、太りにくい。漬けるときに塩を控えめにすれば、翌朝塩分で顔がむくんでしまう心配もありません。

何よりお漬け物をおつまみにすることのメリットは、ポテトチップスなどのスナック菓子やジャンクフードなどをおつまみにするのに比べて、断然ローカロリーだということ。ぬか漬けや浅漬けを常備しておけば、おつまみがほしいなというときも、夜中にちょっと小腹がすいたなというときも、さっと出して食べることができるし、胃もたれすることなく、ビタミンやミネラル、食物繊維を含んだ健康的なおやつとして食べることができます。

そもそもアルコールを飲み過ぎると、体内の酵素ががくんと減少します。さらに、二十五歳頃を境に体内で酵素を作る能力が止まってしまい、そのまま加齢とともに、体内の酵素はどんどん減っていきます。おまけに、女性ホルモンがアルコール分解酵素の活性を抑制するため、女性の方がアルコールの処理能力が低いのだそうです。これはもう、体内にある酵素を節約するためにも、お酒を飲むときは外から酵素を積極的に摂り入れて、酵素不足を補うしかありません。となればお酒のおつまみには、カロリー面でも栄養面でもお漬け物が最適だといえるでしょう。

しかもお漬け物にはもうひとつ、大きなメリットがあります。それは、男性に料理をもてなす際、手作りの浅漬けやぬか漬けをさりげなく出せば、家庭的でお料理好きな女性であることを、自然にアピールできるということ。おまけに、自分自身も普段からお漬け物をおつまみやおやつとして食べていれば、美容と健康の天敵であるお菓子やジャンクフードを食べなくてもすむわけですから、男性ウケもいいうえ、美肌とダイエット効果も期待できて一石二鳥。しかもお漬け物ダイエットは、食べてこそ意味があるという、私のような食いしん坊さんに嬉しいダイエット方法なのです。

私は小柄なわりにたくさん食べますし、どちらかと言えば早食いタイプ。おまけにお酒も大好きでかなりいただく方なのですが、三十代に突入した今も、現役グラビア時代とほとんど体重は変わっていません。むしろやせているくらい。もちろん、その秘密はお漬け物といっても過言ではありません。お酒を飲んでも、早食いでも、決して太らない。それが大人の女の美しさの秘訣ではないでしょうか。恋をして急激にダイエットをしたり、仕事がつらくて体を壊したり……。そんな不安定な生活は、大人の女性はもう止《や》めるべきです。

ぬか床のように、しっかりどっしり。腰をすえて、「いつもの自分」を平然と保つことが、いちばん大切なことだと思いはじめている、今日この頃です。

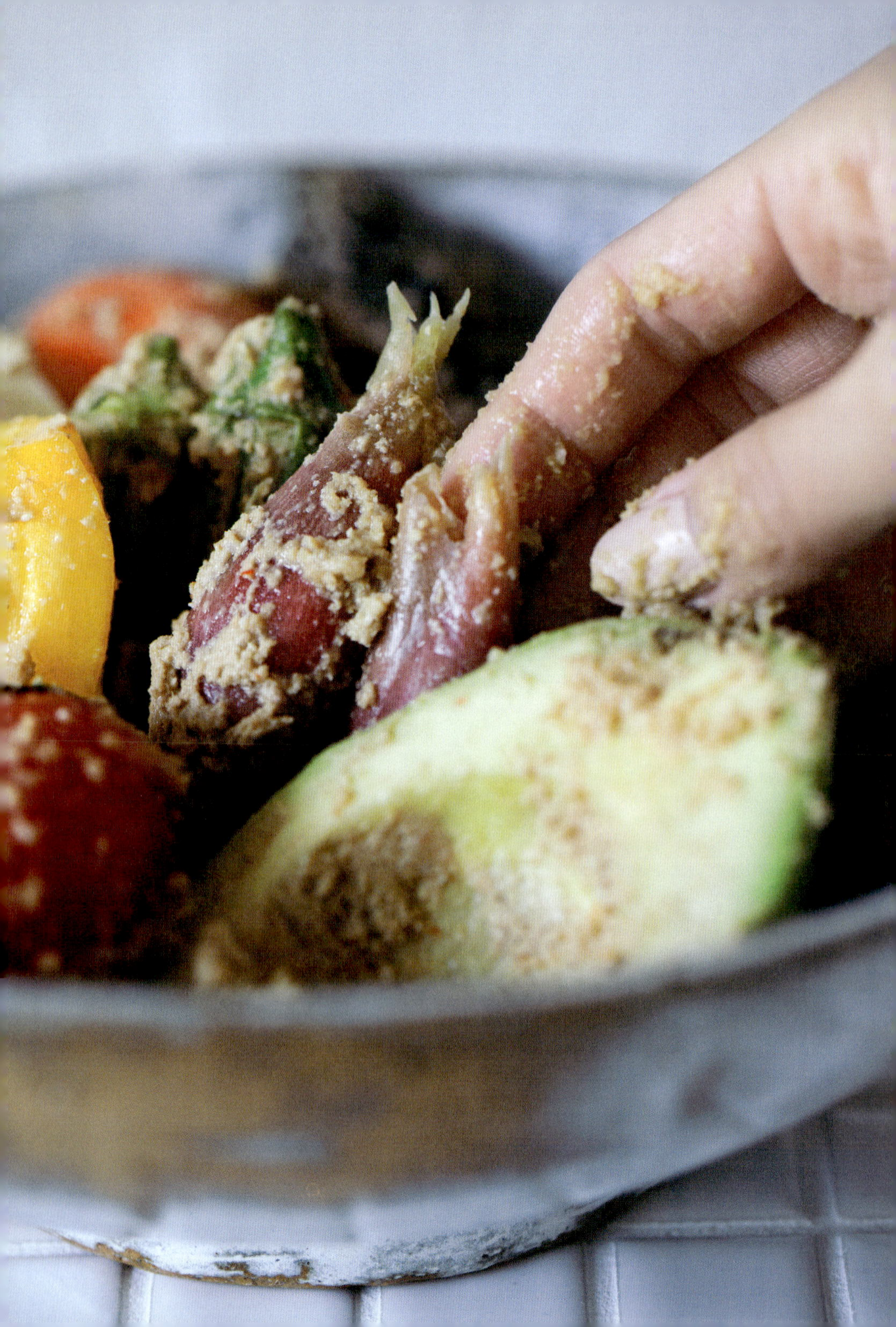

はじめよう「マイぬか漬け」。

マイぬか床を作ったら、あとはどんどん野菜を漬けるだけ。
いろんなものを漬けてみて、「自分の味」を発見してください。

野菜を漬けてみよう

まずは野菜を水で洗い、土や汚れを落とし、水気をしっかりと取る。

そのまま漬ける野菜と、塩もみをして漬ける野菜、米のとぎ汁でゆでたり、天日干しをするなどの下処理をしてから漬ける野菜の三種類があります。

①そのまま漬ける野菜
きゅうり、大根、にんじん、キャベツ、かぶ、ピーマン、うり、セロリ、みょうが、アボカド、パプリカなど。

②塩もみしてから漬ける野菜

大根の葉、かぶの葉などの葉物野菜は、塩もみしたあと、水分を抜いてから漬ける。なすなど、酸化して色の変わりやすい野菜とアクが出る野菜も塩もみしてから漬ける。

＊なすはぬか床に色がつきやすいので、塩をこすりつけて水分とアクを減らしてから漬けたり、浅漬けにして長い時間漬けないようにするなど注意しましょう。

③下処理してから漬ける野菜

かたい野菜や、アクのある野菜は下処理したあとに漬ける。

ブロッコリー、かぼちゃ、ごぼう、たけのこ、アスパラガスなどは、米のとぎ汁でさっと下ゆでしてから漬けます。また、白菜や大根などの水分が多い漬け物は、半日おいておくか、天日干ししたあとに漬けると甘さが出ておいしく漬かる。

お漬け物がしょっぱいときは？

漬け過ぎて塩辛くなってしまったときは、水につけおいて塩分を抜くか、細かく刻んでお茶漬けにしたり、脂の多い料理のつまにするといいでしょう。

塩辛いお漬け物はそれだけで調味料になります。料理をするときに、野菜の代わりに使い、その分塩を加えないなど工夫をすると、うまみたっぷりのレシピに変身します。

「ぬか漬け」と「浅漬け」。両方できたら怖いものなしです。

ぬか漬けに慣れたら浅漬けデビューもしましょう

材料

水　　２.５カップ
酢　　大さじ１
砂糖　大さじ１
塩　　小さじ１
醤油　大さじ１
昆布　５㎝に切ったもの１枚

水と昆布でだしをとり、砂糖、酢、塩、醤油を加えて火にかけ、しっかり溶けたものを冷まして出来上がり。清潔な容器に入れ、好きな野菜を漬けましょう。

＊３～４日で漬かります。基本の味つけにコンソメや鶏ガラスープのもとを混ぜてもおいしいです。漬かり上がったあとは１週間以内に食べ切ってください。
漬け液は使い回さず、面倒でも漬けるたびに新しい漬け液を作ってくださいね。

第三章

必殺！発酵美人レシピ集

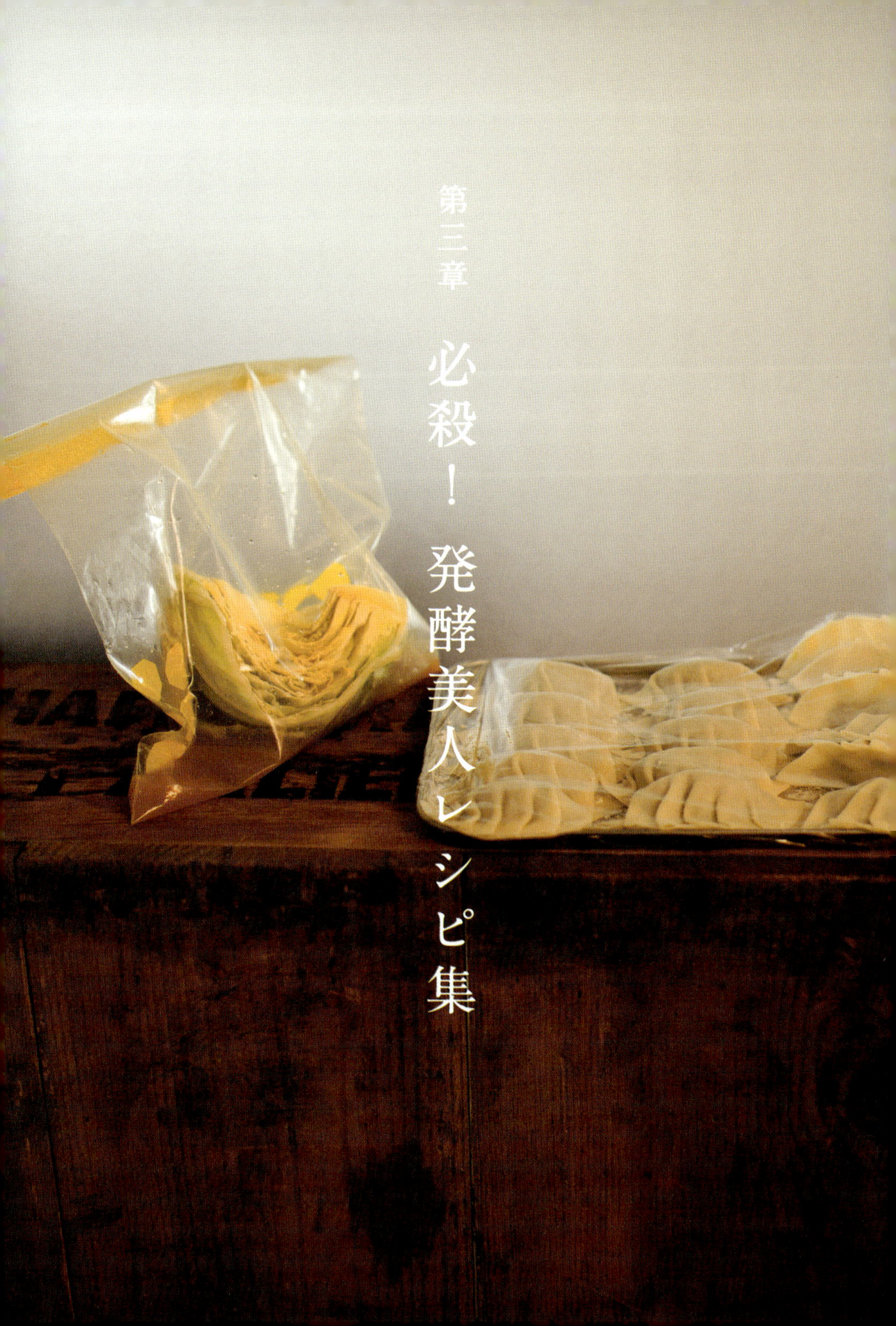

レシピを作る前に要チェック！

「発酵美人を作る発酵素材と野菜のビューティー効果一覧表」

闇雲に漬け物を漬けたり食べたりするだけではなく、野菜の美容効果を最大限に生かすには、バランスよく摂ることが大切です。旬のいろいろな野菜を丸ごとお漬け物にして、毎日たっぷりいただきましょう。

発酵美人三姉妹 編

米ぬか	美肌効果、女性ホルモンバランスの調整、更年期障害の予防、生理痛解消、ダイエット効果
塩麹	アンチエイジング、美肌効果、便秘解消
納豆	女性ホルモンバランスの調整、自律神経調整、便秘解消、美肌効果、アンチエイジング、免疫力向上

野菜 編

キャベツ	美肌効果、婦人病予防、肥満予防、便秘解消、ストレス緩和
にんじん	美肌効果、アンチエイジング、便秘解消、デトックス効果
きゅうり	むくみ予防、水分補給、アンチエイジング
かぶ	美肌効果、吹き出物予防、消化促進
大根	美肌効果、吹き出物予防、消化促進
ごぼう	美肌効果、便秘解消、むくみ防止、女性ホルモンの分泌促進
セロリ	美肌効果、ダイエット効果、精神安定、便秘解消
なす	むくみ防止、アンチエイジング
アボカド	美肌効果、アンチエイジング、ダイエット効果
パプリカ	美肌効果、肌荒れ予防、アンチエイジング、頭痛予防
白菜	美肌効果、ダイエット効果、免疫力向上、むくみ予防、便秘解消
もやし	美肌効果、むくみ防止、精神安定
にら	美肌効果、冷え予防、疲労解消
枝豆	美肌効果、女性ホルモンバランスの調整、貧血予防
山芋	美肌効果、アンチエイジング、便秘解消
トマト	美肌効果、アンチエイジング、ストレス予防、むくみ予防、便秘解消、貧血予防
ほうれん草	アンチエイジング、美肌効果、便秘解消、貧血予防
みょうが	生理不順予防、血行促進、不眠予防、殺菌作用

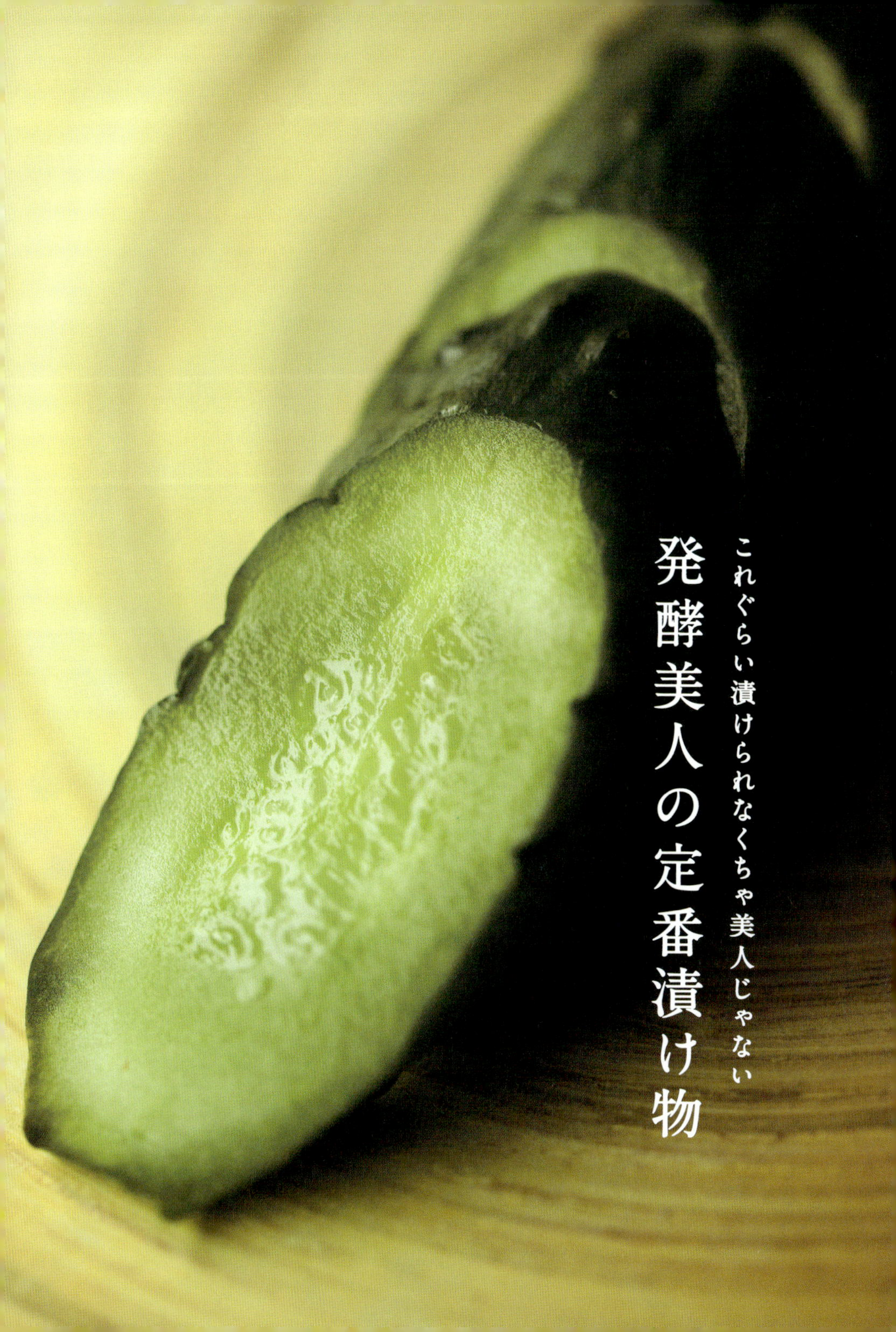

これぐらい漬けられなくちゃ美人じゃない

発酵美人の定番漬け物

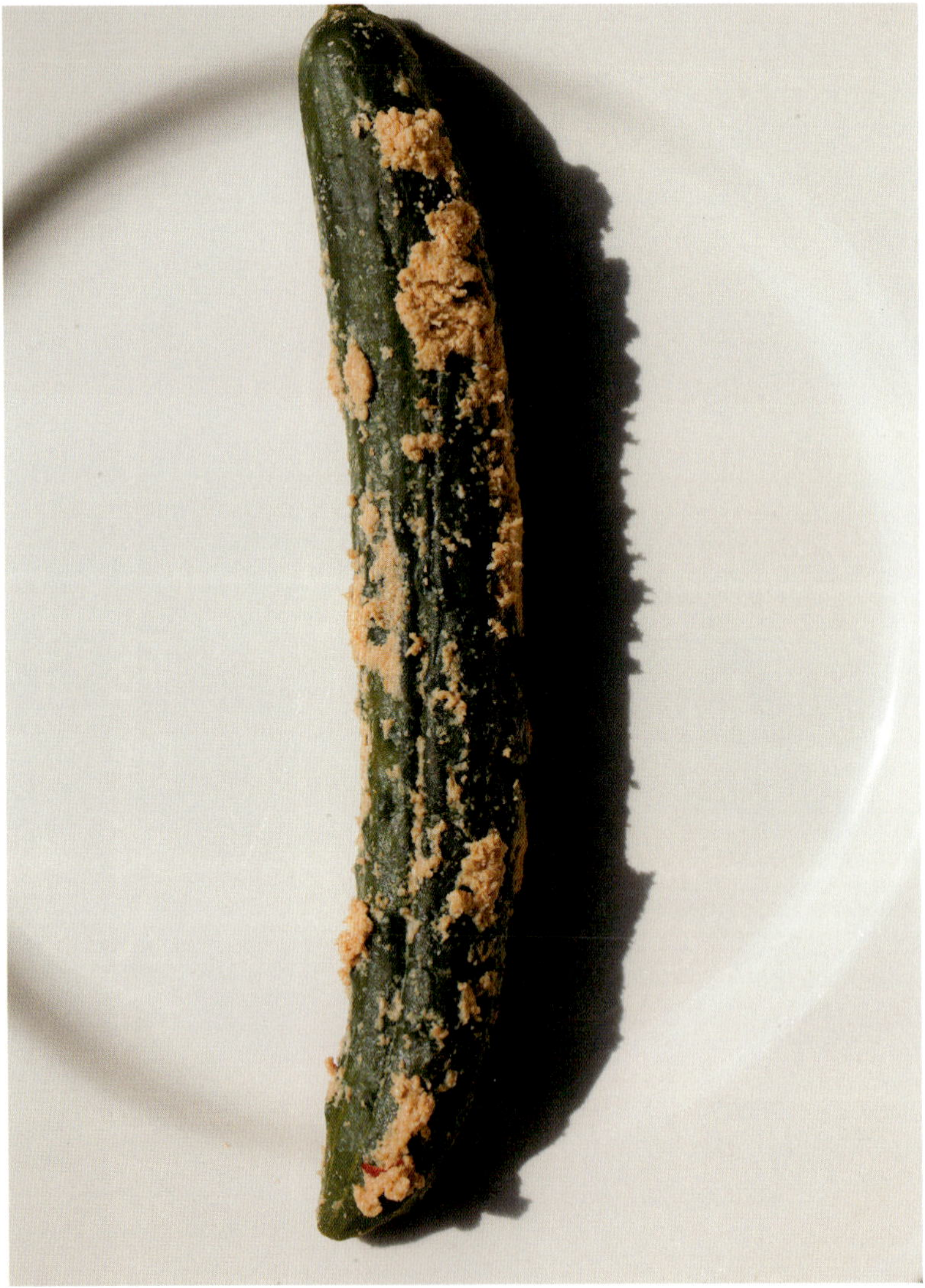

これさえ漬けられれば、とりあえずはお嫁にいけます

何がなくとも「きゅうりの漬け物」

材料

きゅうり　1本

作り方

早く漬けたいときは、軽く塩をすり込んでから漬けます。

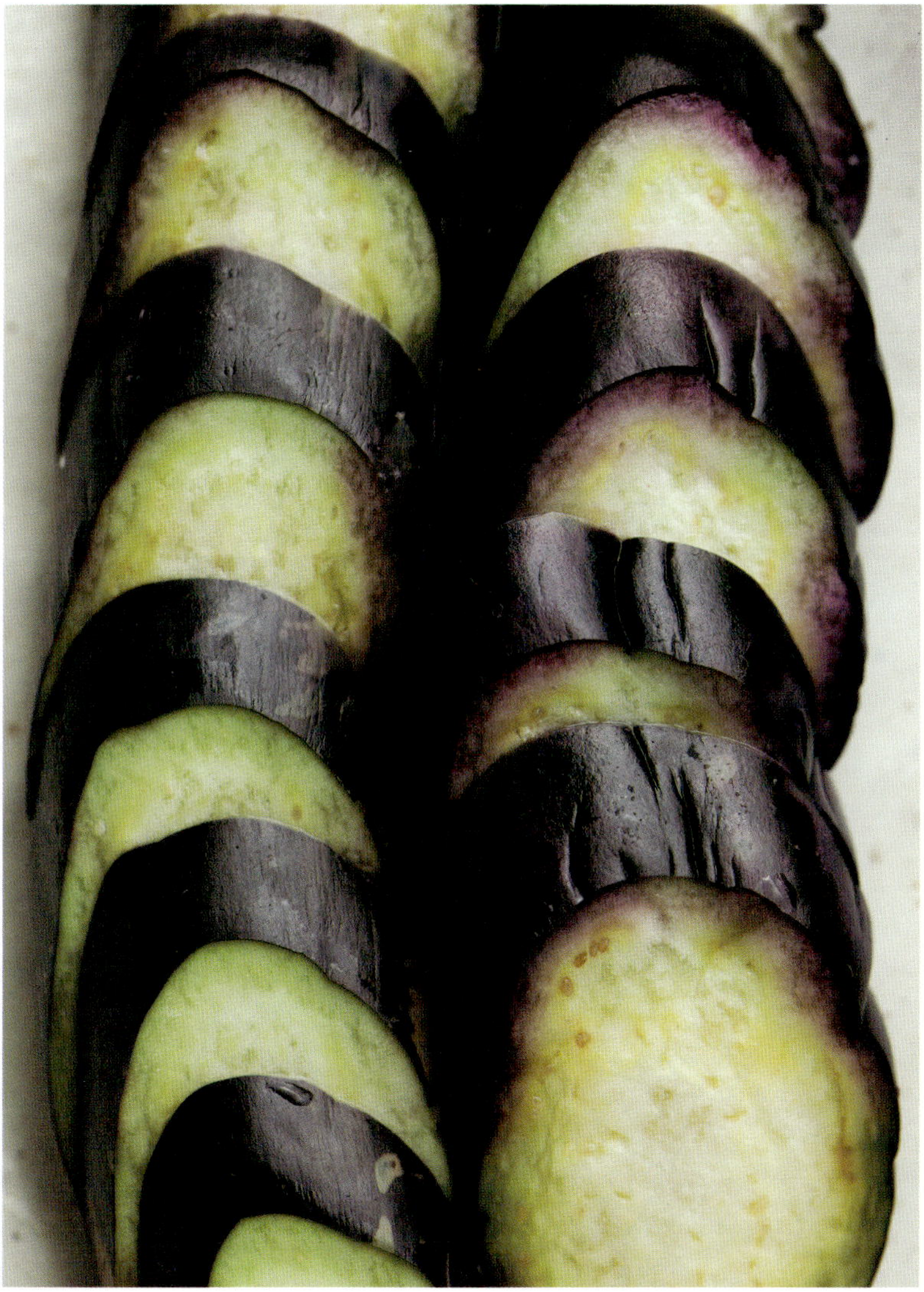

お酒のお供には、きゅうりよりなすび派が多数

食感自由自在の「なすびの漬け物」

材料

なすび　　1本

作り方

なすの色がぬかに移らないよう、軽く塩をすり込んでから漬ける。

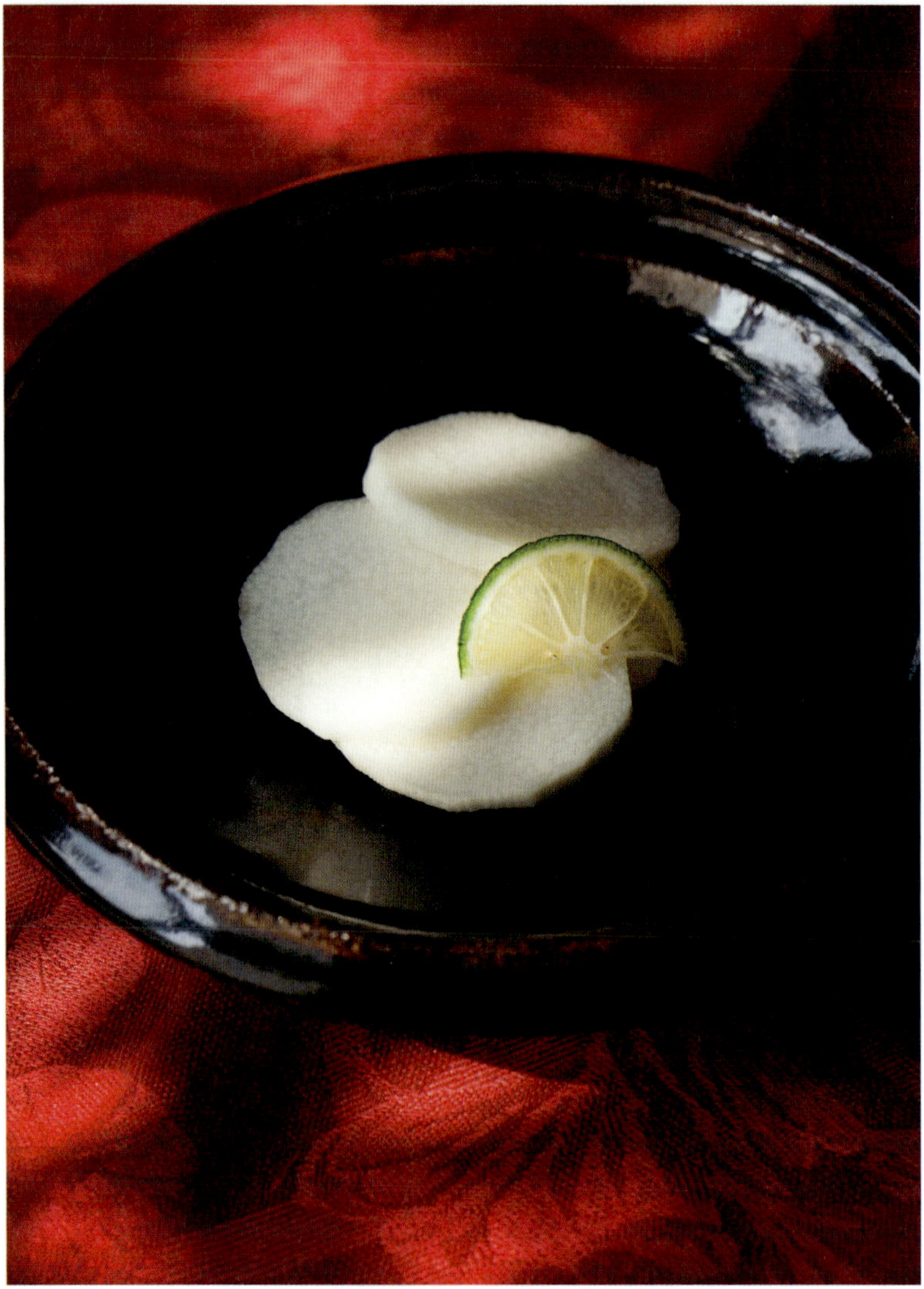

シャキシャキネバネバがくせになります

さっぱりネバネバ「山芋の漬け物」

材料

山芋　1本

作り方

皮をむいてそのまま漬ける。

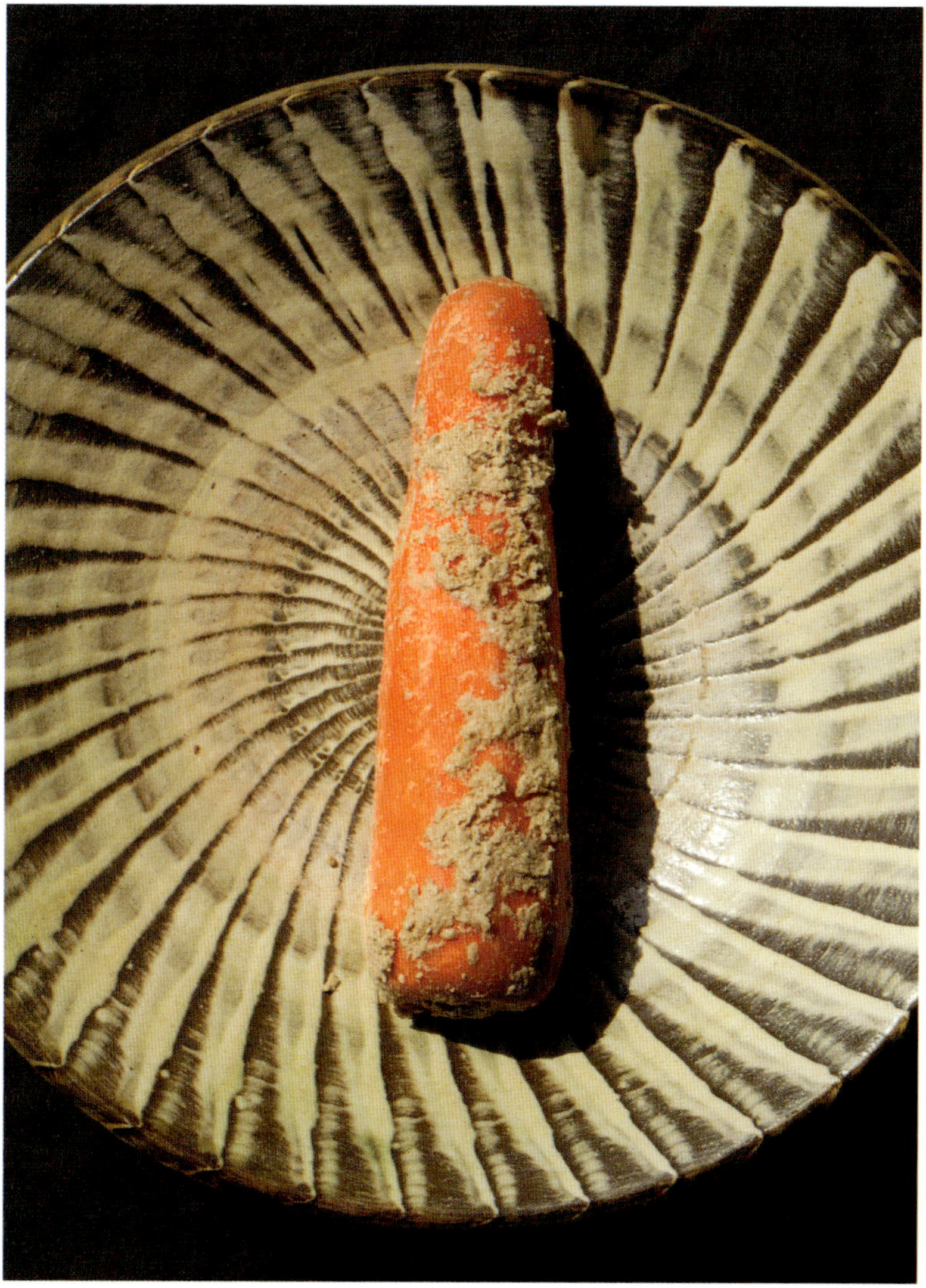

にんじん特有の甘みや匂いがおちつきます

子供もおいしい「にんじんの漬け物」

材料

にんじん　1本

作り方

皮をむいてそのまま漬ける。

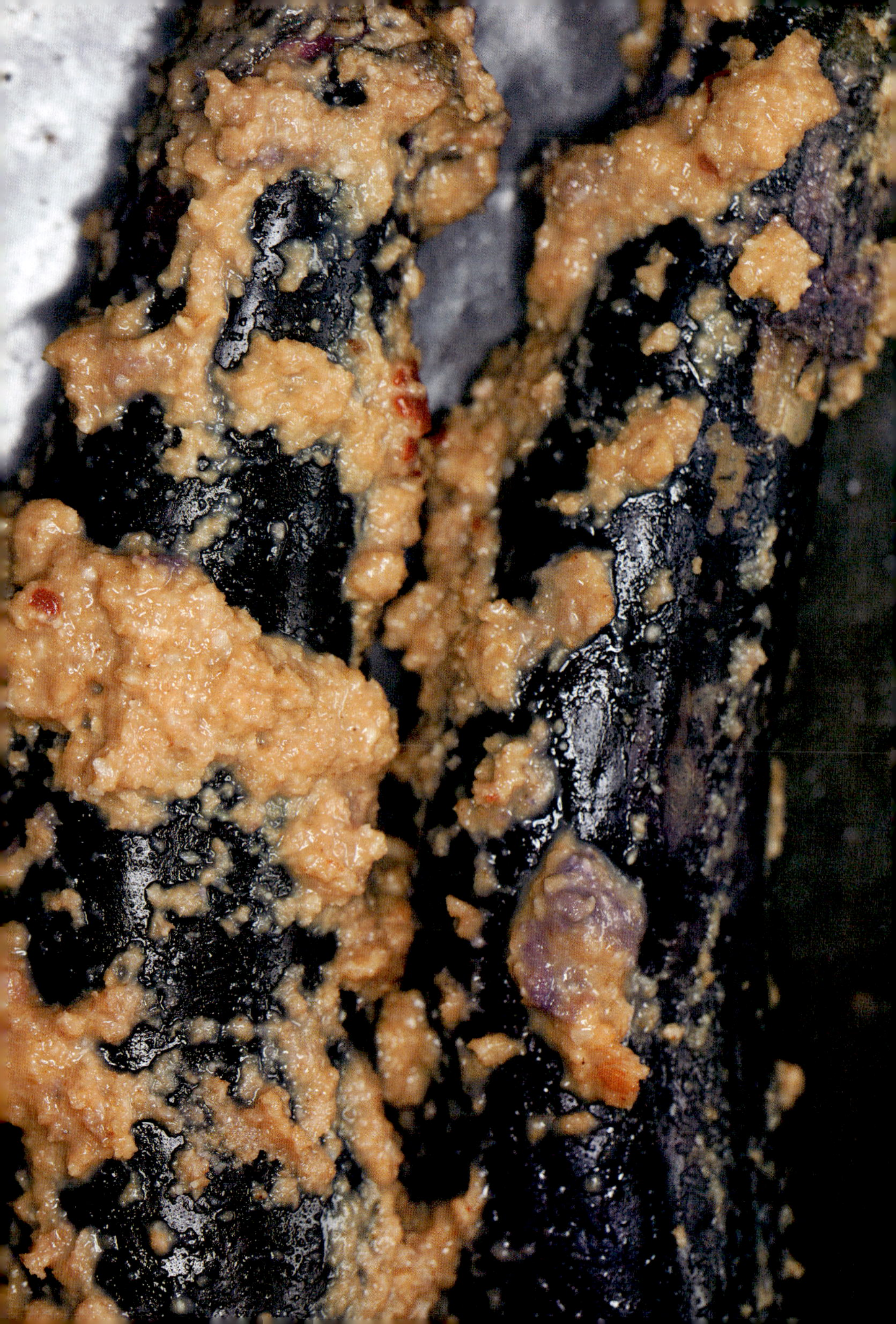

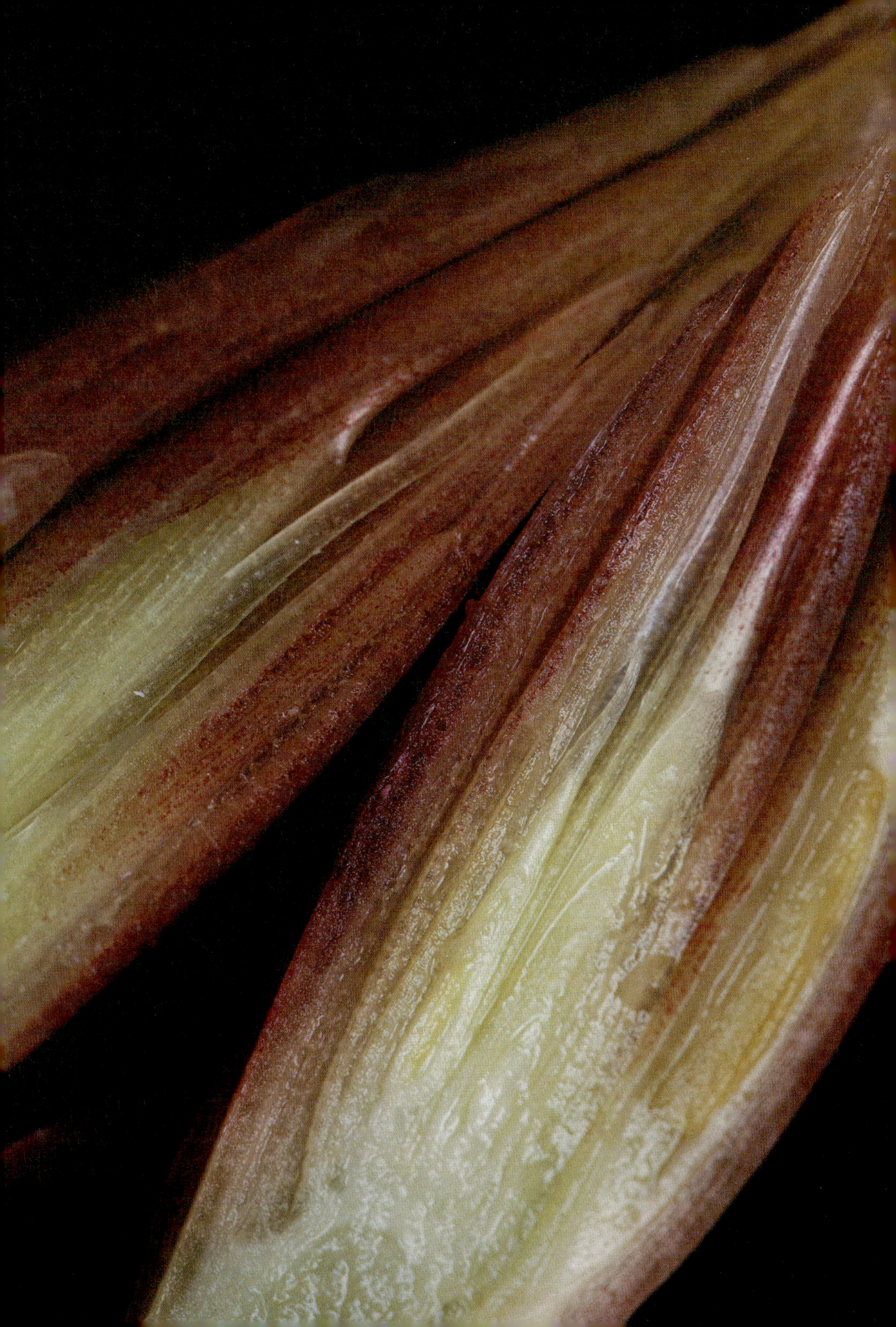

これさえ漬けられたら美人度アップ

発酵美人の鉄板漬け物

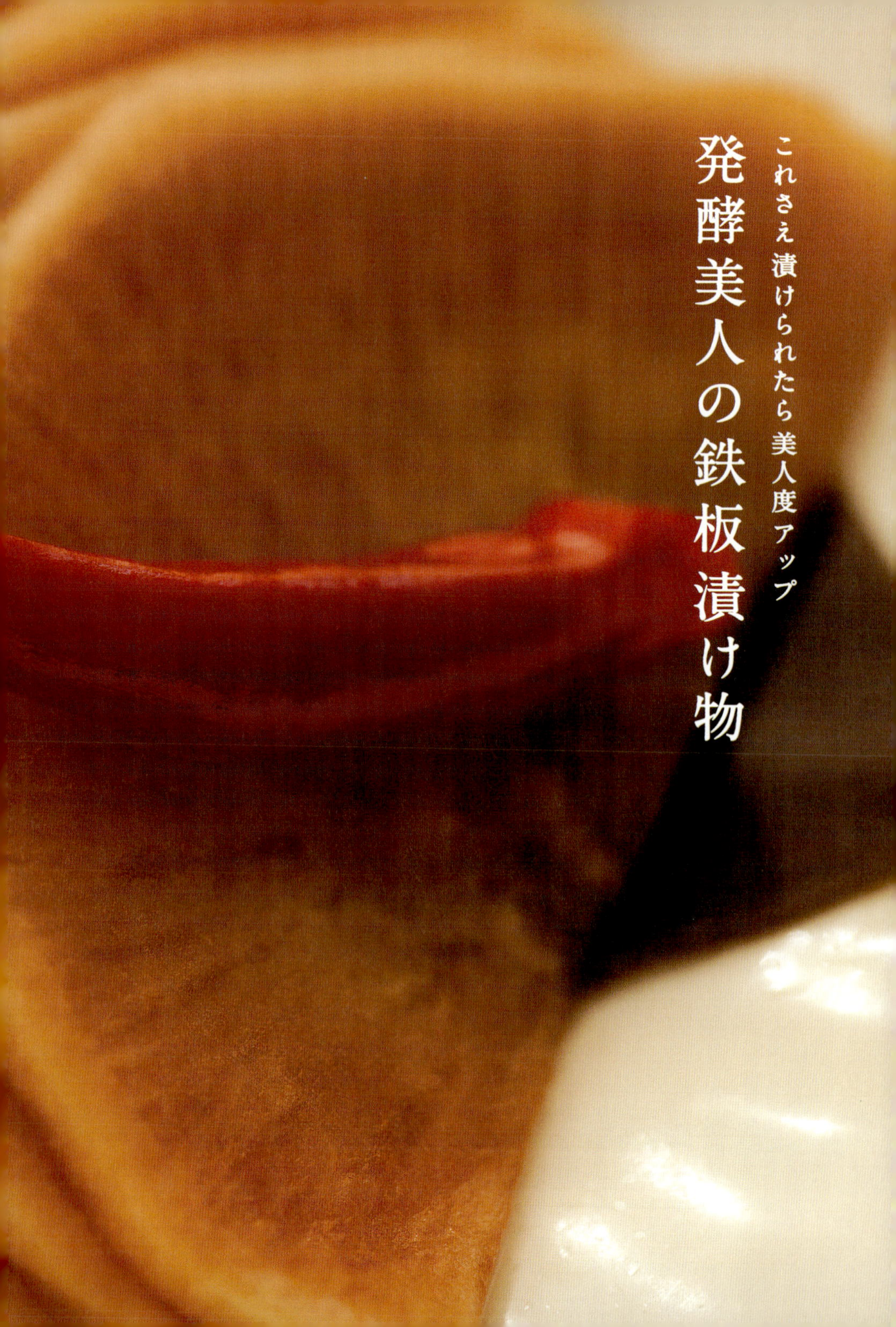

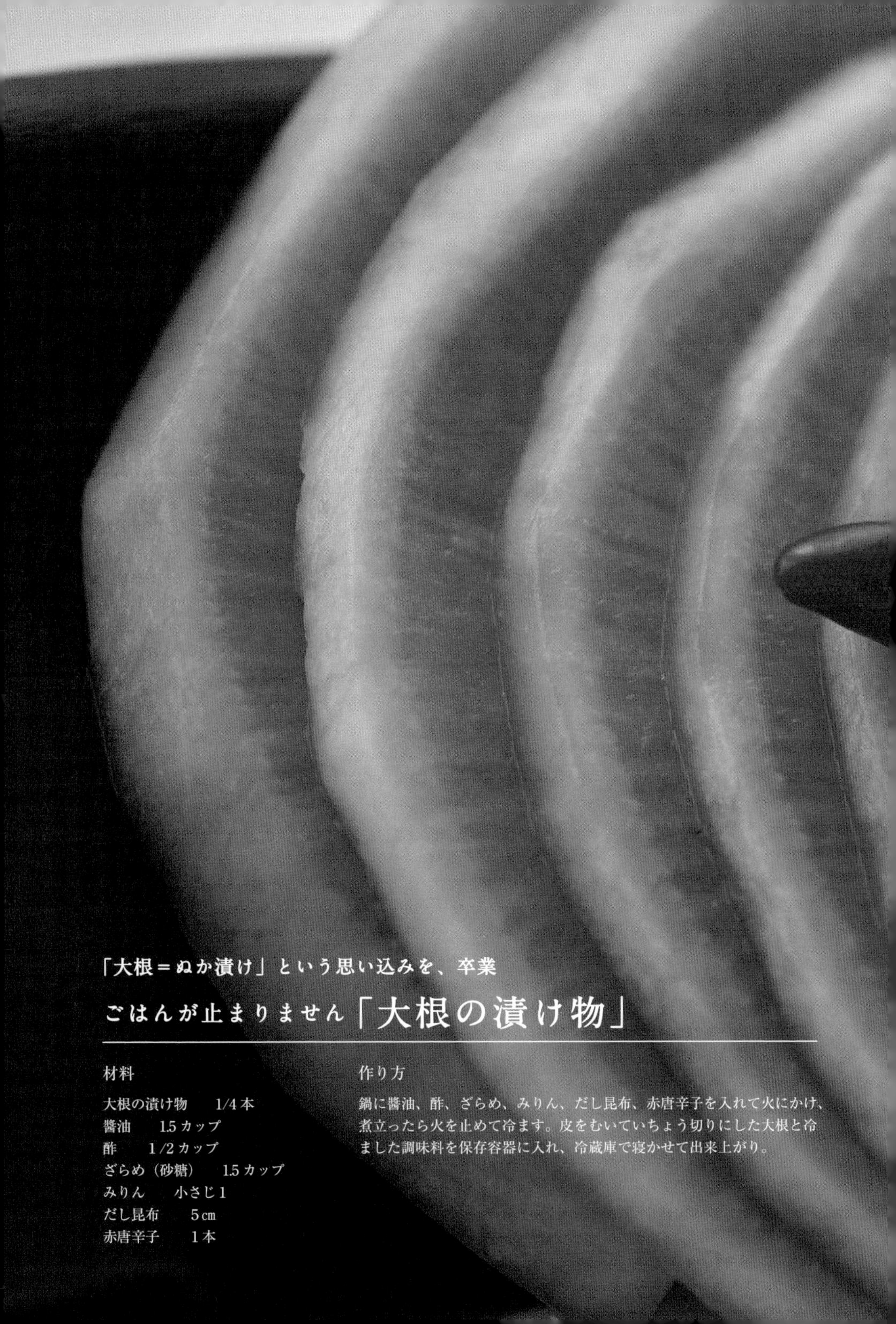

「大根＝ぬか漬け」という思い込みを、卒業

ごはんが止まりません「大根の漬け物」

材料

大根の漬け物　1/4本
醤油　1.5カップ
酢　1/2カップ
ざらめ（砂糖）　1.5カップ
みりん　小さじ1
だし昆布　5㎝
赤唐辛子　1本

作り方

鍋に醤油、酢、ざらめ、みりん、だし昆布、赤唐辛子を入れて火にかけ、煮立ったら火を止めて冷ます。皮をむいていちょう切りにした大根と冷ました調味料を保存容器に入れ、冷蔵庫で寝かせて出来上がり。

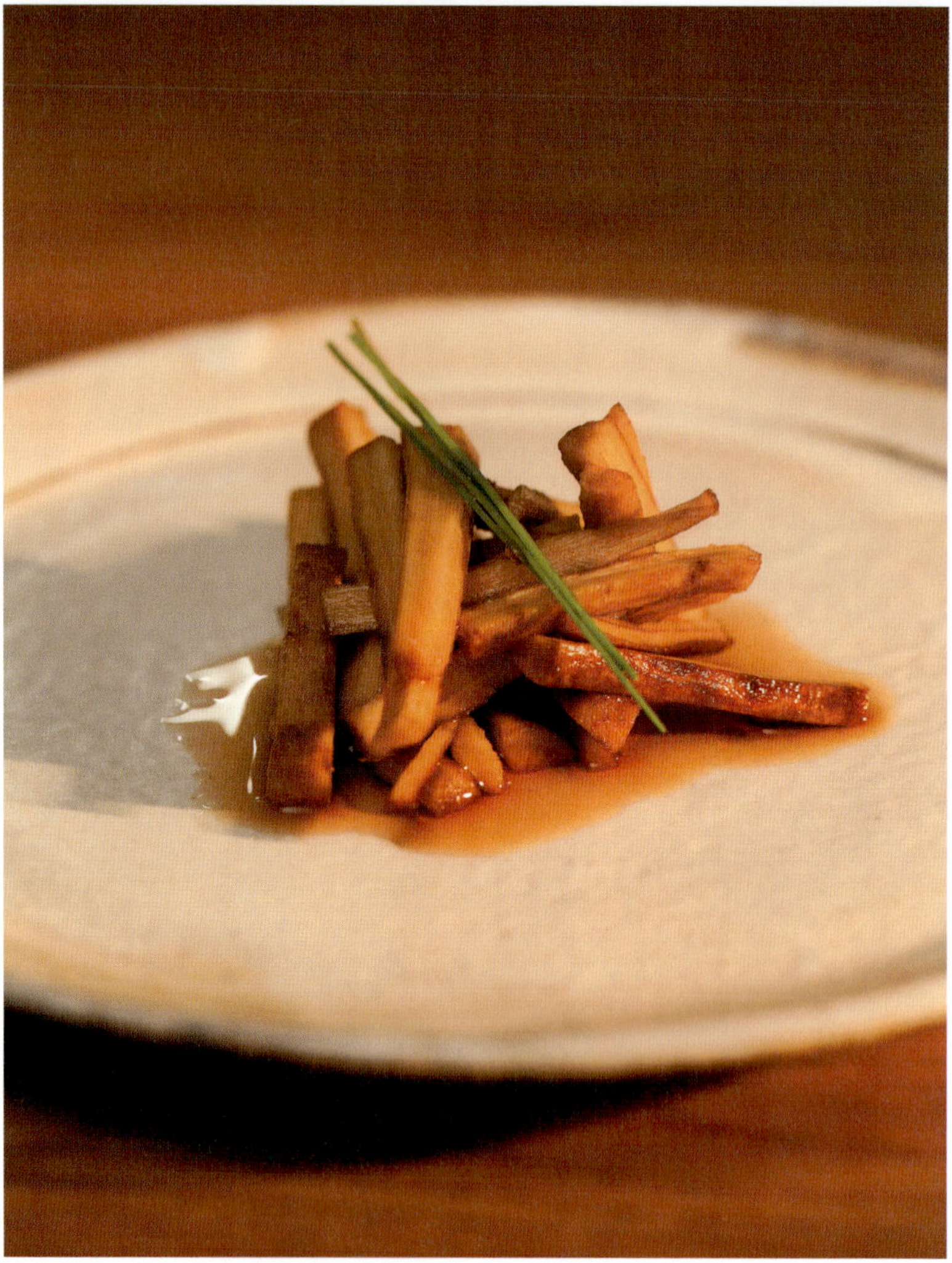

お漬け物はごはんのお供だと決めつけたら損します

赤ワイン止まりません「ごぼうの粗目漬け」

材料

ごぼう　2本
麺つゆ　2/3カップ
醤油　大さじ3強
酢　大さじ5
砂糖　1カップ+大さじ1
塩　小さじ1
赤唐辛子　1本

作り方

土や汚れをきれいに取り、包丁の背で皮をそいだごぼうを3㎝ほどの長さの細切りにし、水につけてあく抜きをする。鍋にごぼうが隠れるくらいの水を入れて火にかけ、軽くゆでる。別の鍋に、麺つゆ、醤油、酢、砂糖、塩、赤唐辛子を煮立たせてごぼうを入れ、保存容器などに移し入れ、冷蔵庫で一晩冷やせば出来上がり。

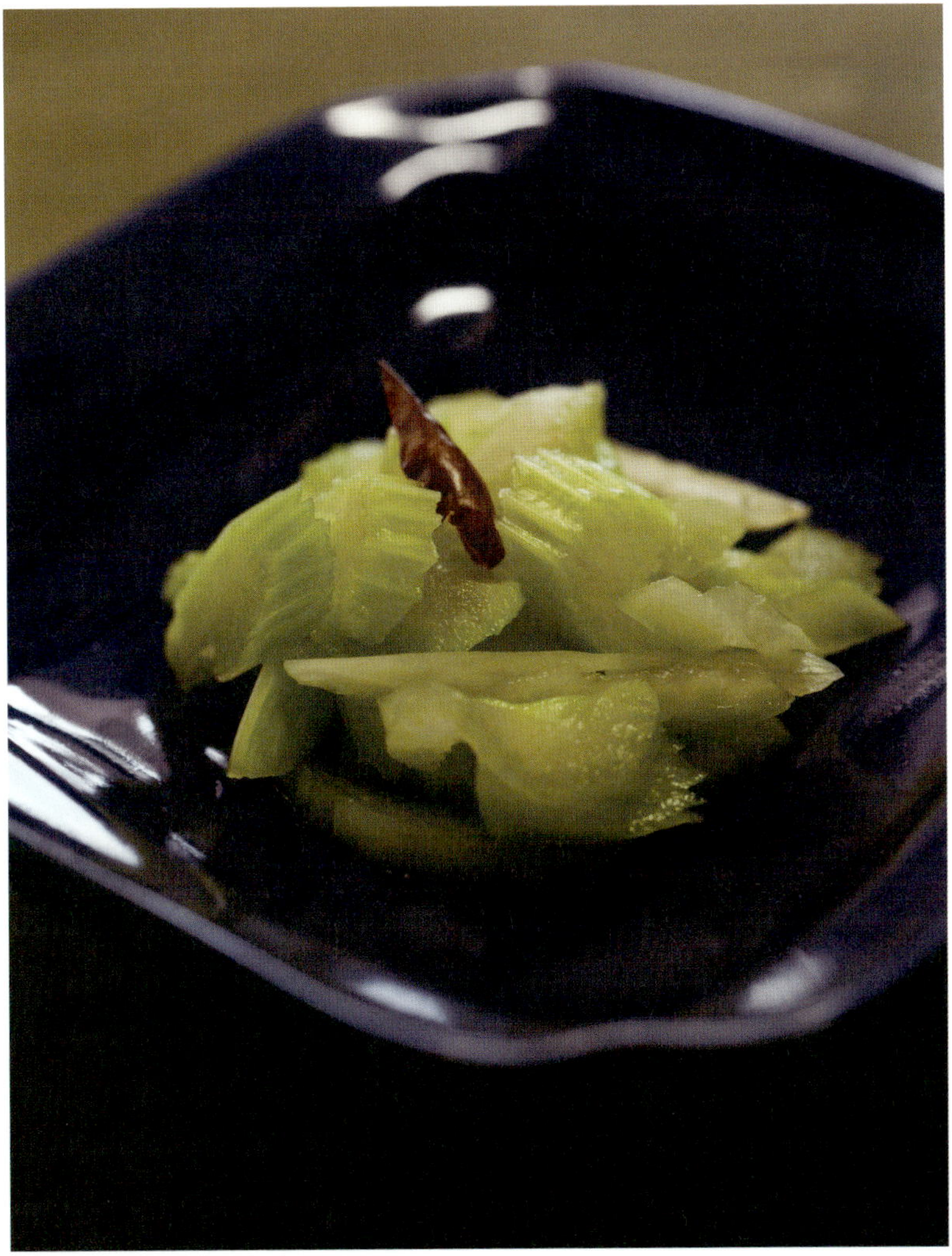

セロリ嫌いもこれなら食べられる、というお墨付き

食べだしたら止まりません「セロリの浅漬け」

材料

セロリ　1本
水　小さじ1
砂糖　大さじ1
酢　小さじ2
塩　小さじ1
赤唐辛子　1本
鶏ガラスープのもと　小さじ1

作り方

5㎜幅に斜め切りしたセロリと、すべての材料をビニール袋に入れて半日ほど寝かせば出来上がり。コンソメ顆粒小さじ1杯を加えれば子供も絶賛の味に。

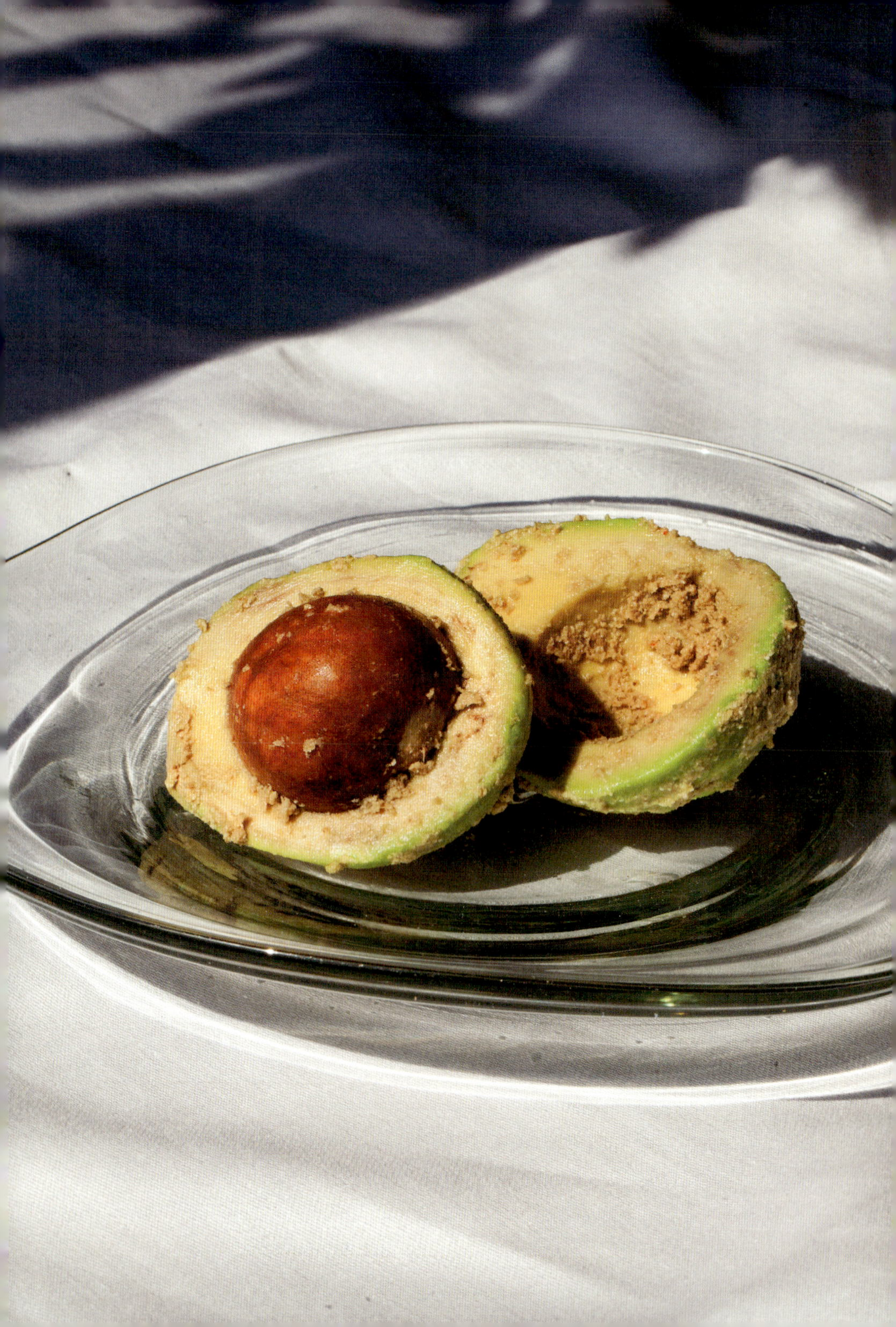

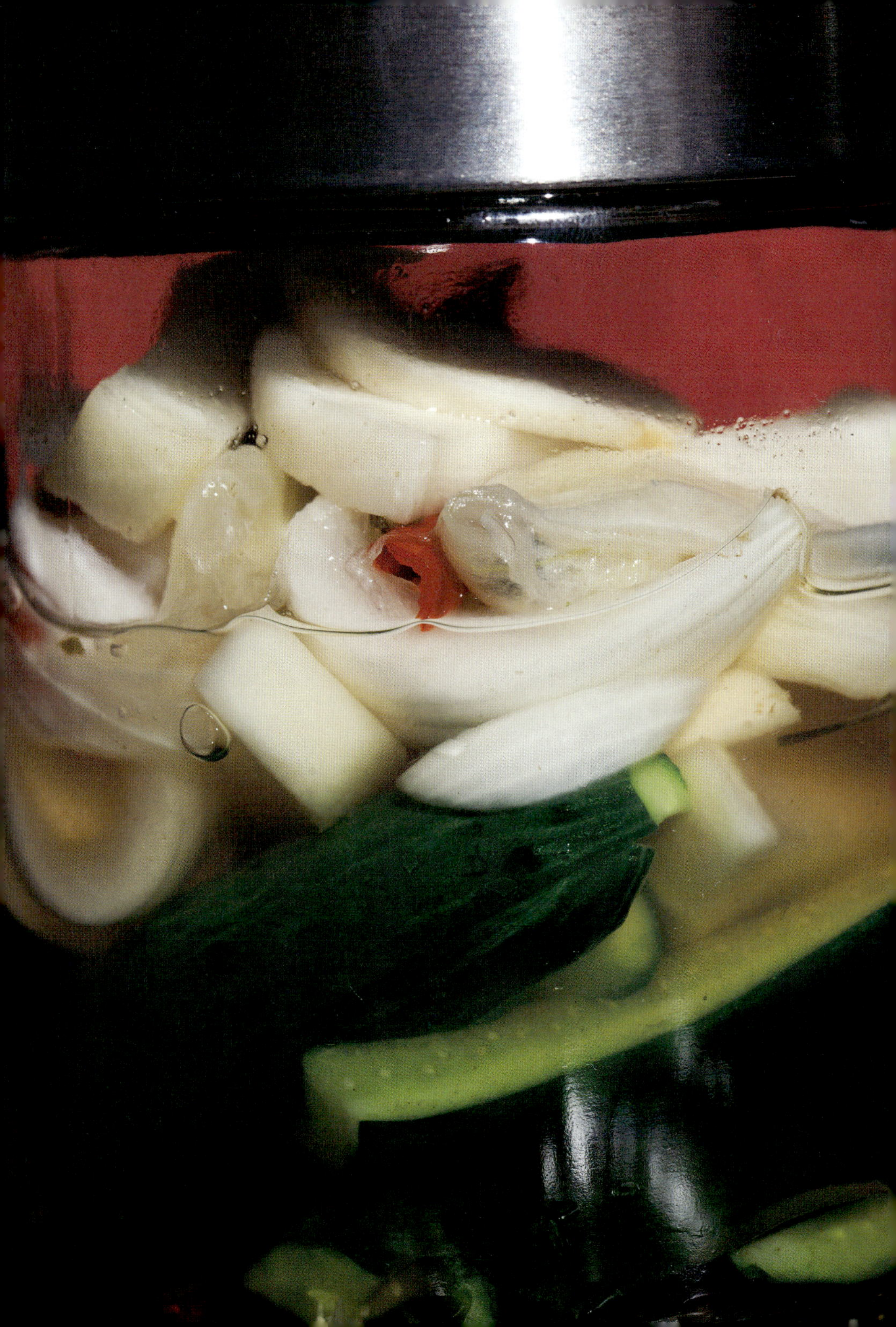

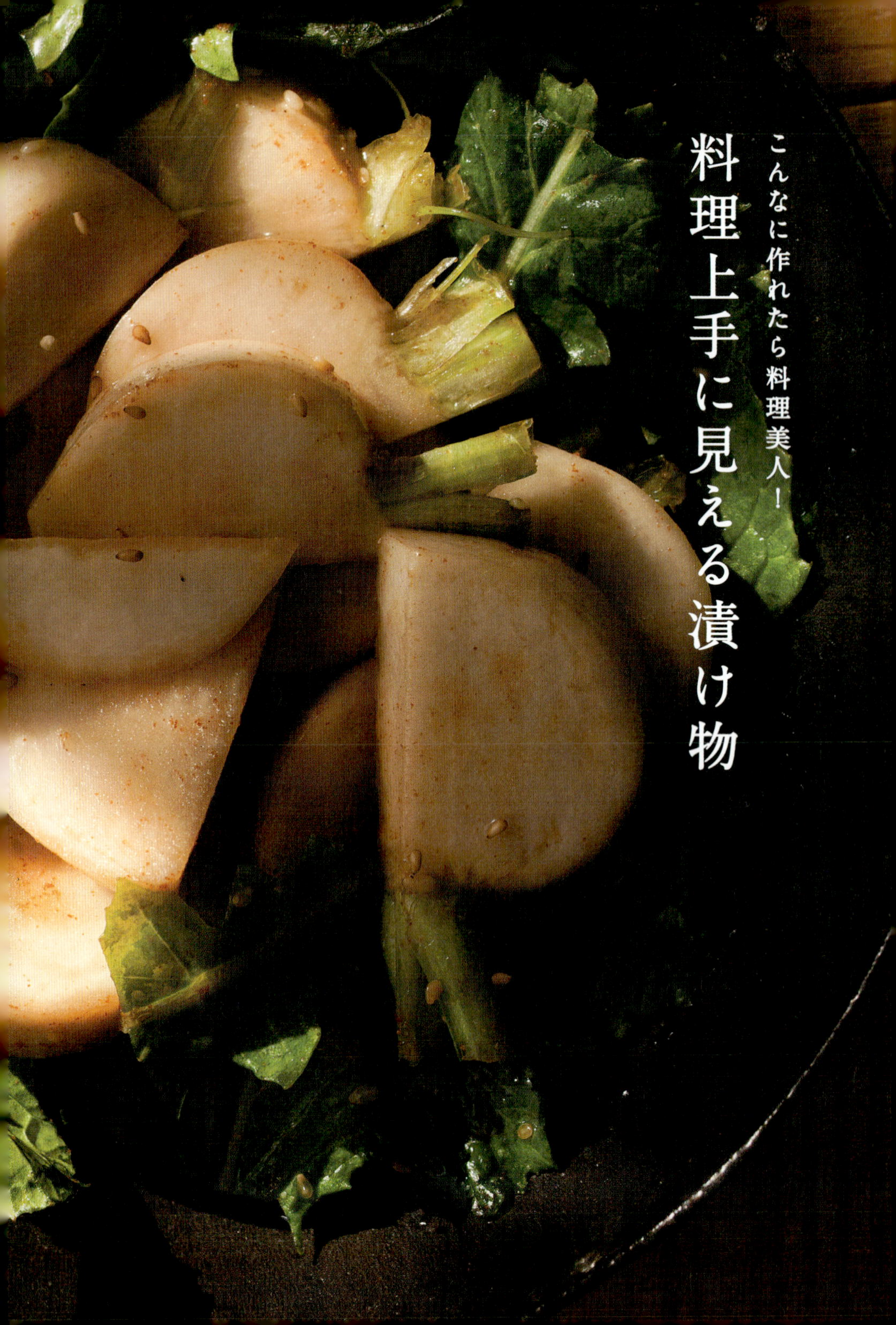

こんなに作れたら料理美人！

料理上手に見える漬け物

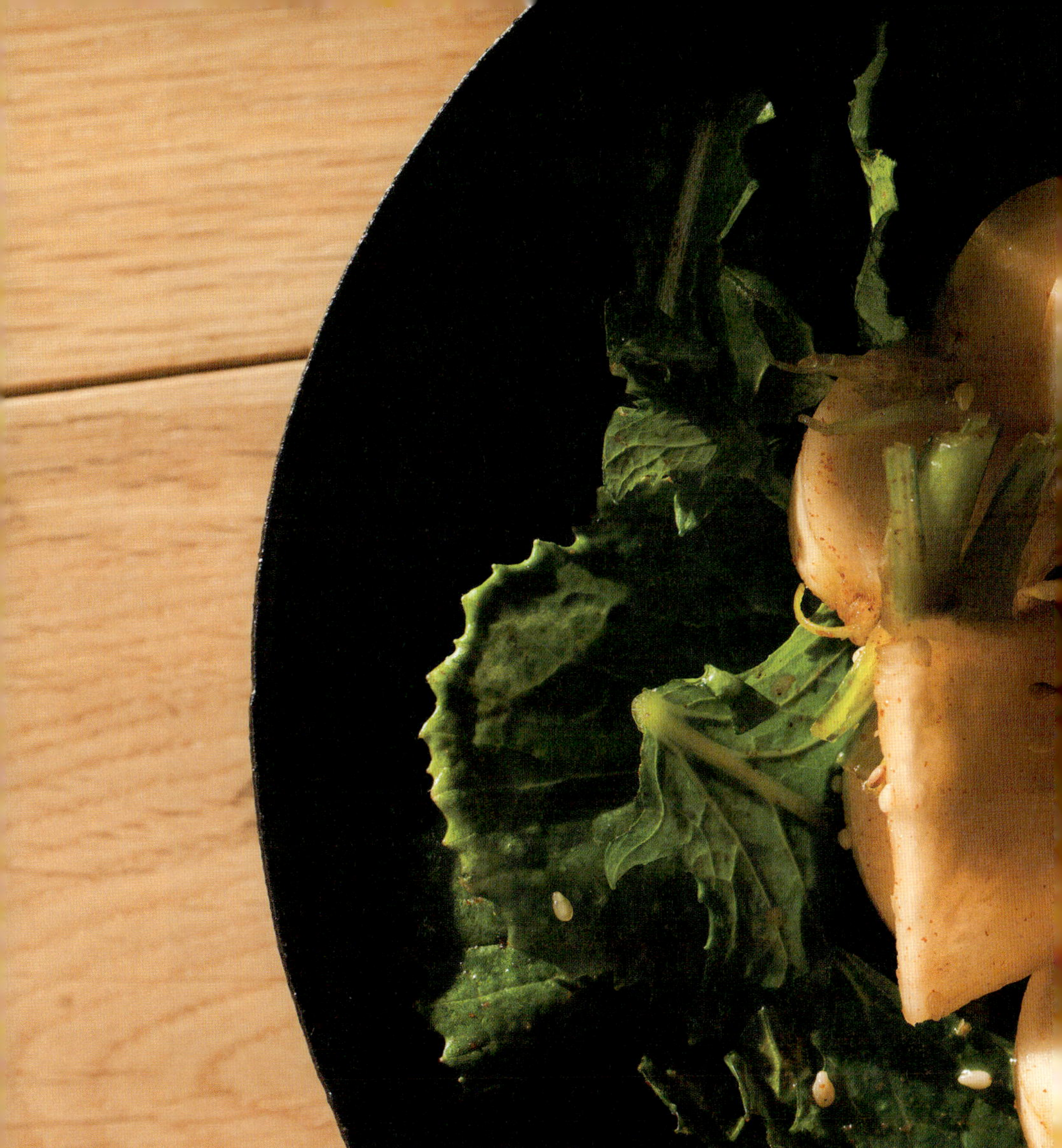

漬けるのではなく、揉み込んでも漬け物

辛味が大人味「かぶと唐辛子の韓国風浅漬け」

材料

かぶ　3束
ごま油　小さじ3
粉唐辛子　小さじ2
醤油　小さじ1
白ごま　小さじ2
塩　大さじ1
水　大さじ1

作り方

かぶは土を丁寧に洗い落とし、茎を1㎝ほど残して切り離して5㎜幅にタテ切りにする。ボウルに塩、水を加え、重しをのせて塩漬けにし、少しおいて水気を切り、ごま油、粉唐辛子、醤油、白ごまを混ぜて優しくもみ込んだら完成。

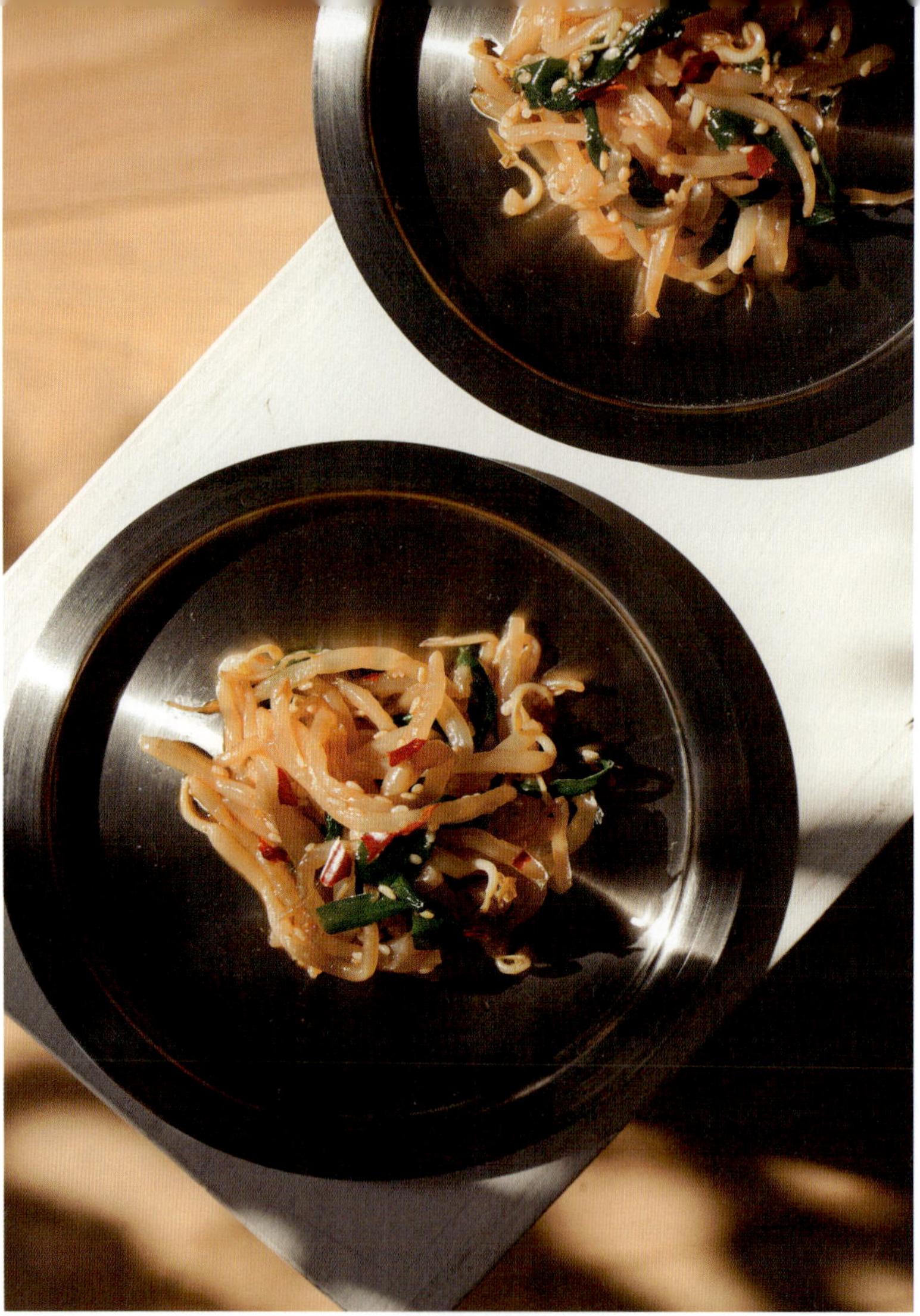

初めて作ったのに懐かしかった、あの味を再現

懐かしいあの味「もやしとニラのラーメン屋さん風」

材料

もやし　1袋
ニラ　2～3束
いりごま　大さじ2
醤油　大さじ1.5
ごま油　大さじ2
おろしにんにく　1片分
豆板醤《トウバンジャン》　小さじ1/2
一味唐辛子　適宜

作り方

いりごま、醤油、ごま油、おろしにんにく、豆板醤、一味唐辛子を混ぜて作った漬け液に、さっと下ゆでしたあと、すぐに水気を切った熱いままの3㎝幅に切ったニラともやしを漬ける。

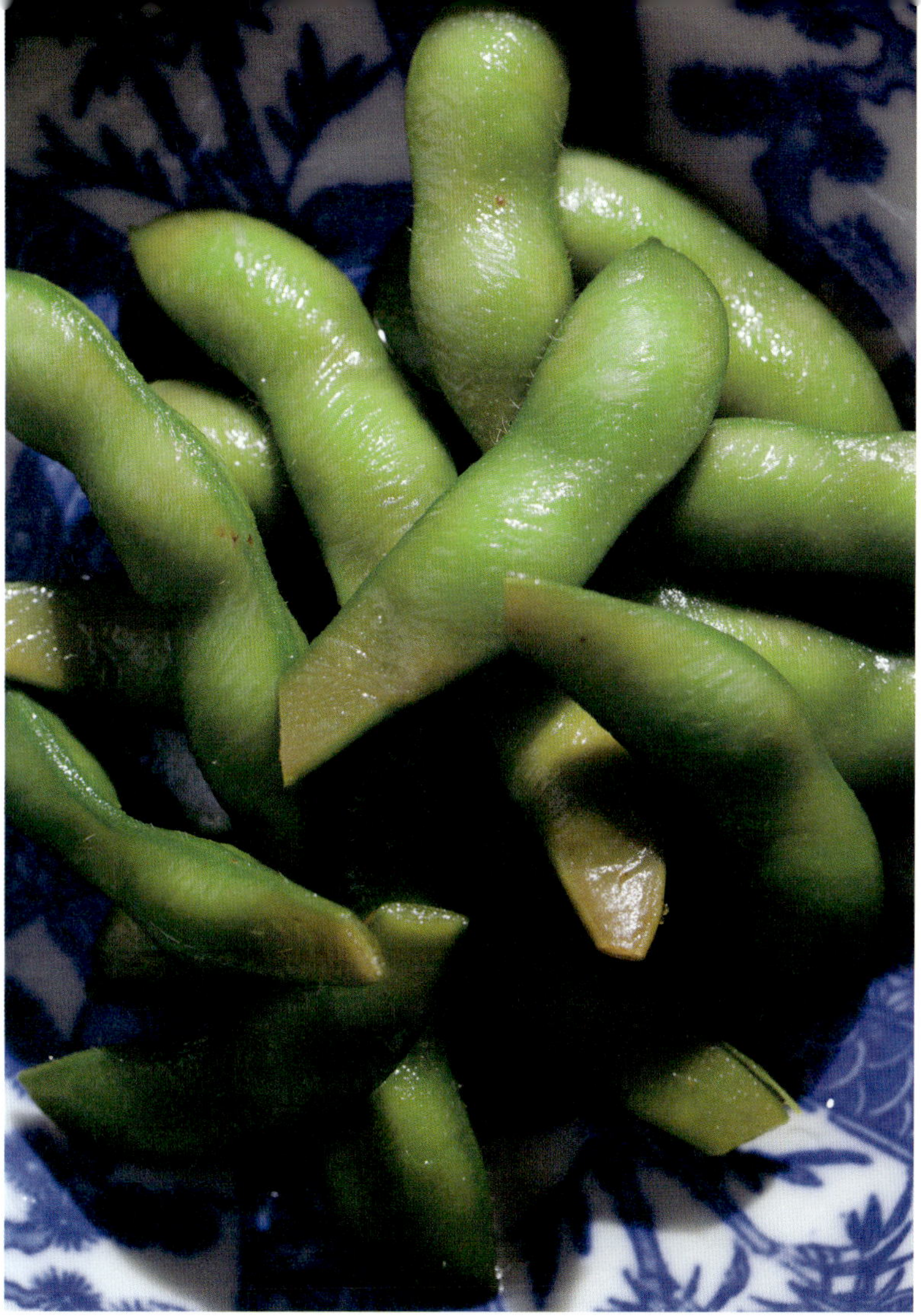

冷凍なのに味はしっかり豆の味。紹興酒の魔法

ビール最強つまみ「枝豆の紹興酒漬け」

材料

冷凍枝豆
（生の枝豆でも可）　適宜
紹興酒　大さじ２
醤油　大さじ２
粗塩　適宜

作り方

冷凍枝豆を水で洗い、漬け液がしみ込みやすいよう両端をカットする。紹興酒、醤油、粗塩を混ぜたものをビニール袋に入れ、枝豆を入れて漬けておく。早く漬けたい場合は枝豆の皮をむいて漬ける。

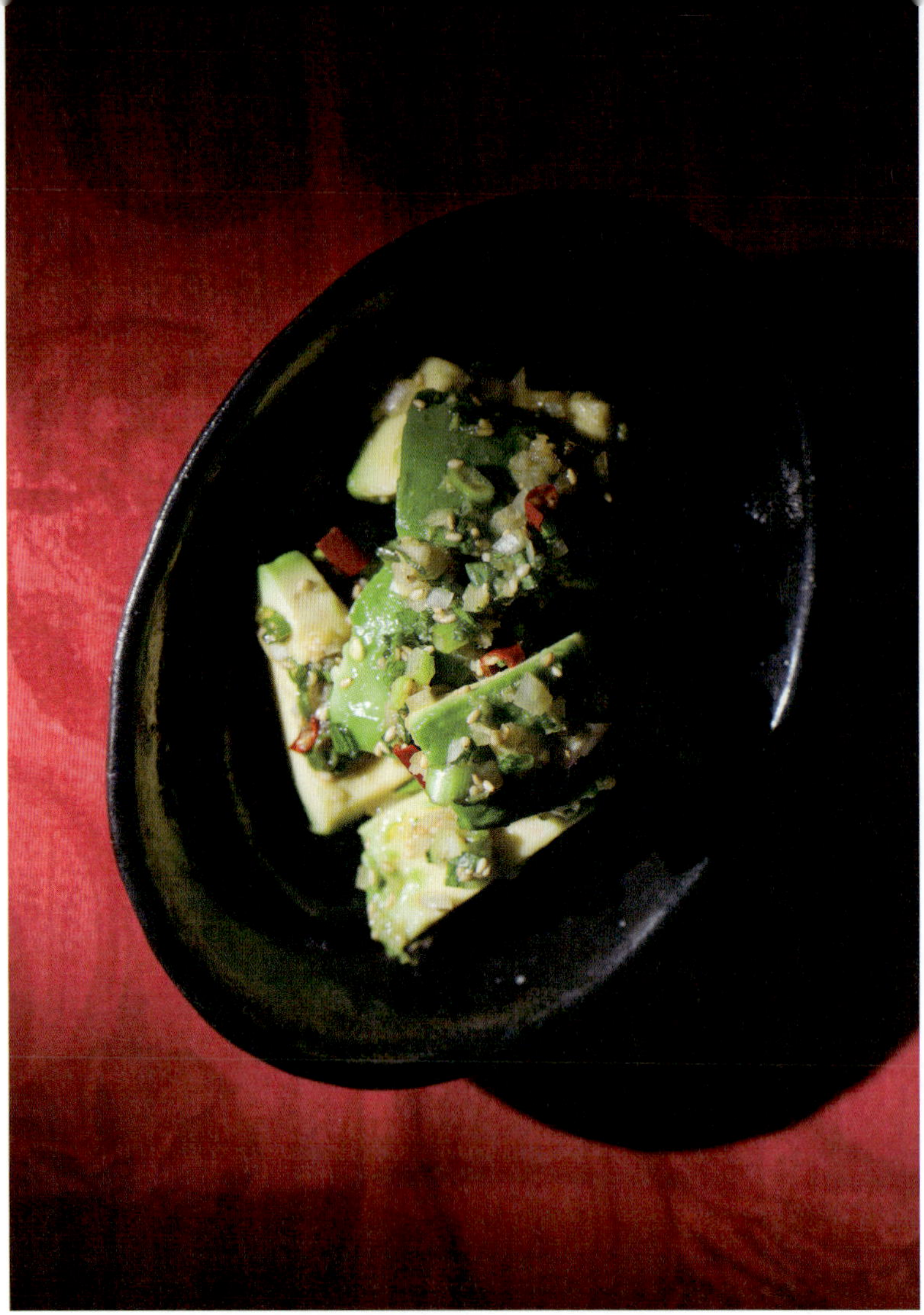

ポン酢のおかげで色もキレイなままでおいしいです

和風で攻める「アボカドのポン酢漬け」

材料

アボカド　1個
ポン酢　大さじ2～3
砂糖　小さじ1
ごま油　小さじ1
おろしにんにく　少々
おろししょうが　少々
いりごま　大さじ1/2
ねぎ（もしくはたまねぎ）　適量
赤唐辛子　好みで1/2～1本

作り方

すべての調味料と輪切りにした唐辛子を入れて作った漬け液に、みじん切りにしたねぎ（もしくはたまねぎ）と、皮をむいて食べやすい大きさにカットしたアボカドを漬け、冷蔵庫に入れる。

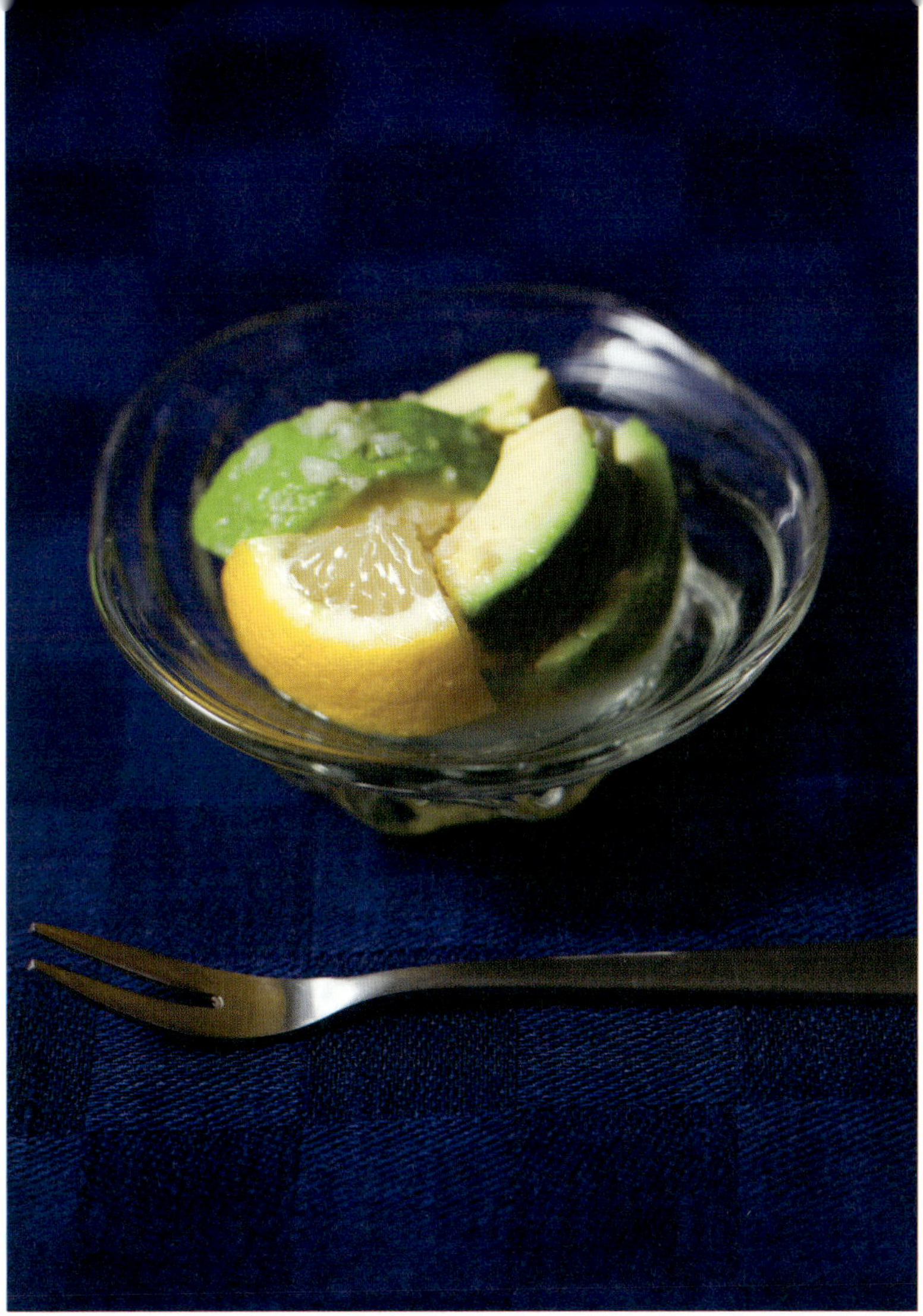

サラダやカルパッチョに混ぜてもおしゃれ

おしゃれに攻める「アボカドの塩麹漬け」

材料

アボカド　1個
塩麹　小さじ1
鶏ガラスープのもと（顆粒）
　小さじ1/2
塩　小さじ1/4
チューブにんにく　2～3cm
レモン汁　小さじ1/4
いりごま　適宜

作り方

すべての調味料を混ぜ、食べやすい大きさに切ったアボカドを漬け、器に盛る。

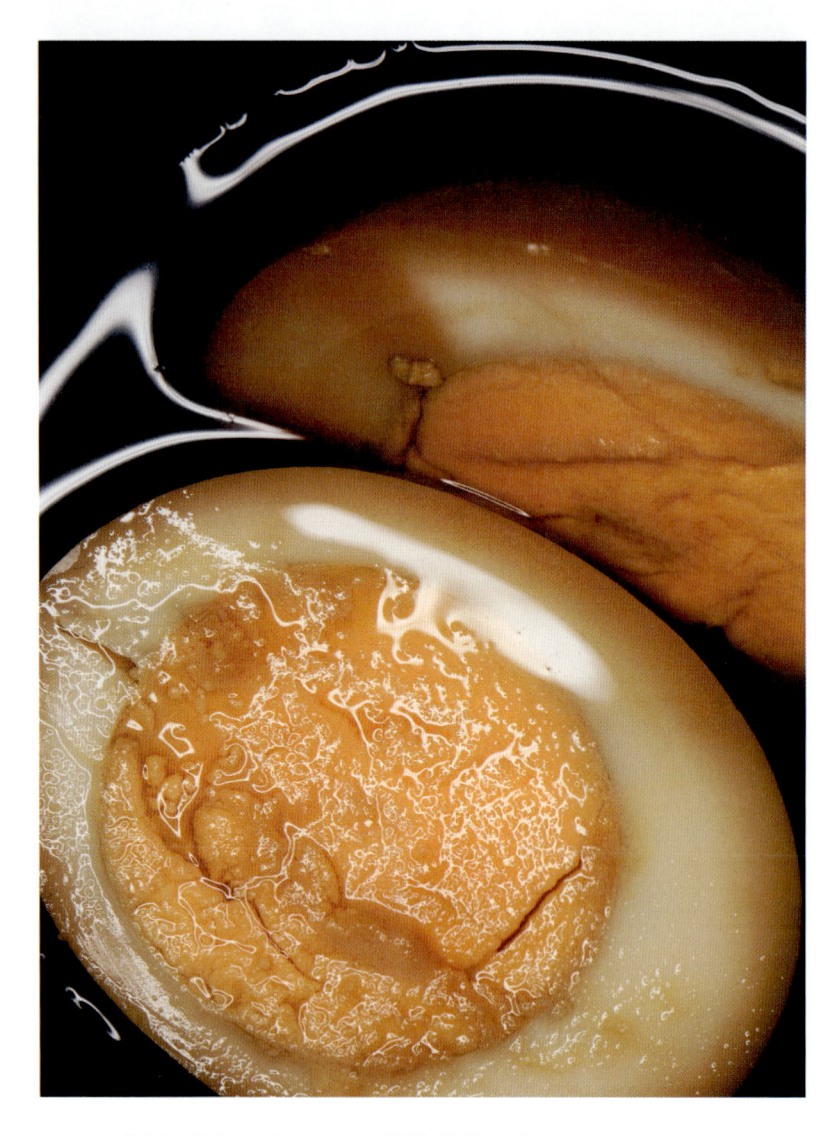

ラーメンにも何に入れてもおいしい最強脇役です

常備必須「卵のうま麹漬け」

材料

半熟ゆで卵　5個
醤油　1/2カップ
みりん　1/4カップ
酒　1/4カップ
おろしにんにく　大さじ1
塩麹　大さじ1
水　1/2カップ

作り方

醤油、みりん、酒、にんにく、水を鍋に入れてひと煮立ちさせ、殻をむいたゆで卵を入れ、最後に塩麹を入れてビニール袋で一晩漬ける。

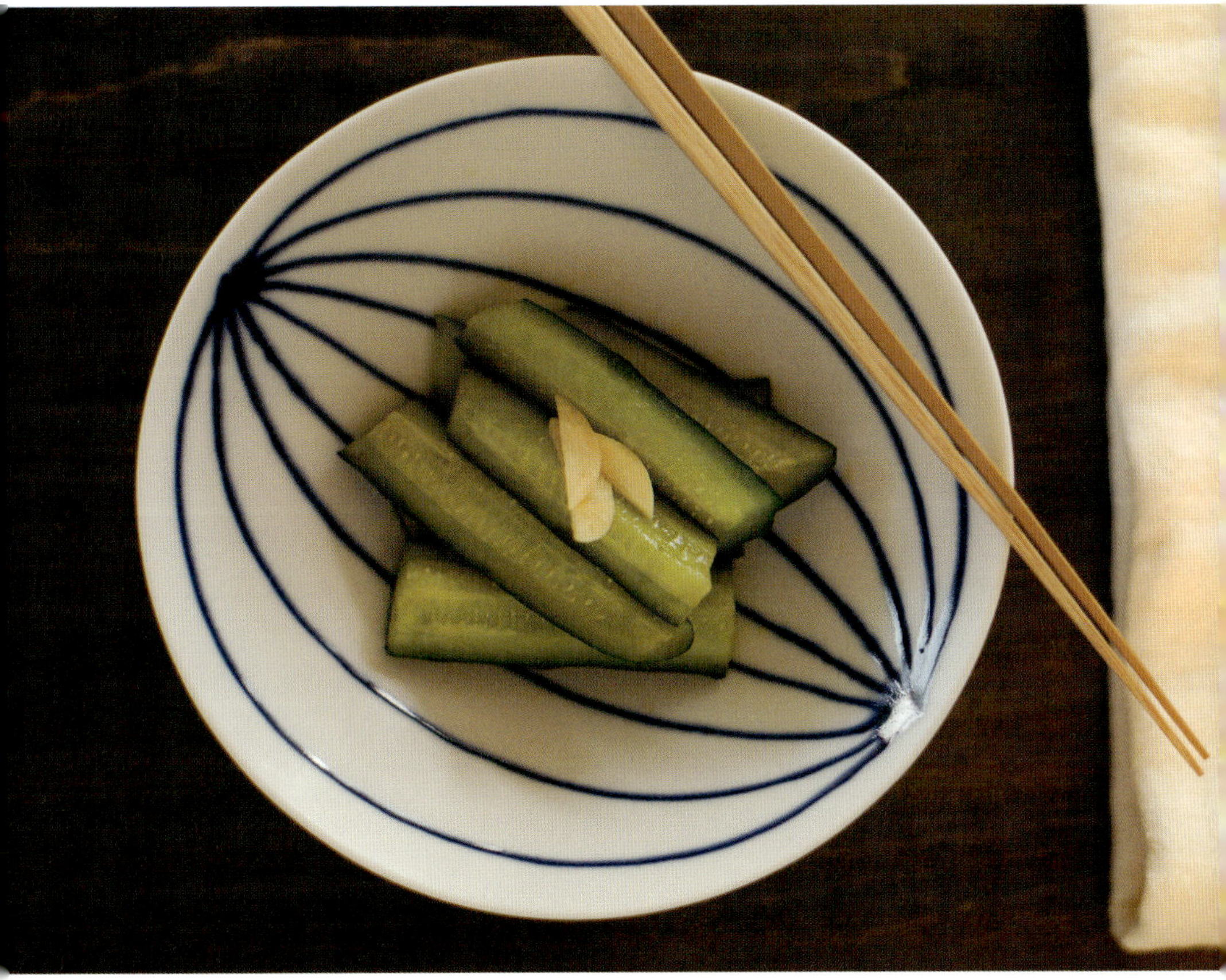

ビビンパや、韓国風冷麺のトッピングにもおすすめ

パンチが効いた「韓国風きゅうりの漬け物」

材料

きゅうり　2本
鶏ガラスープのもと（顆粒）
　小さじ1
砂糖　大さじ1
水　大さじ1
醤油　大さじ3
酢　大さじ2
ごま油　大さじ1
ラー油　適宜
にんにく　1片

作り方

鶏ガラスープのもとと砂糖と水を入れて溶かし、醤油、酢、ごま油、ラー油を加え、スライスしたにんにくを入れた漬け液を作る。味がしみやすいようにたたき切りにしたきゅうりを入れ、冷蔵庫で2時間以上漬ける。お好みでちぎった韓国のりと白ごまを上にまぶしてもおいしい。

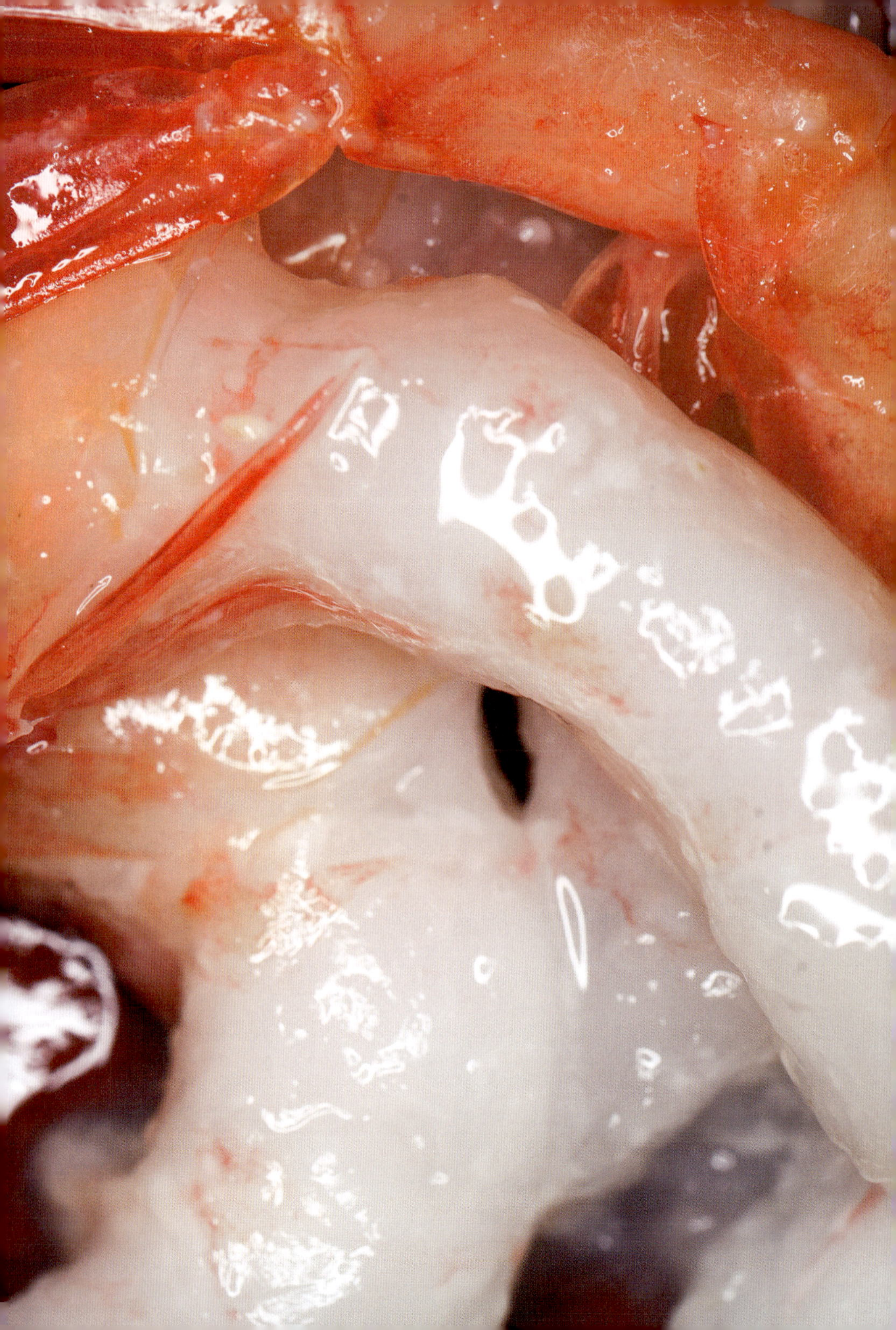

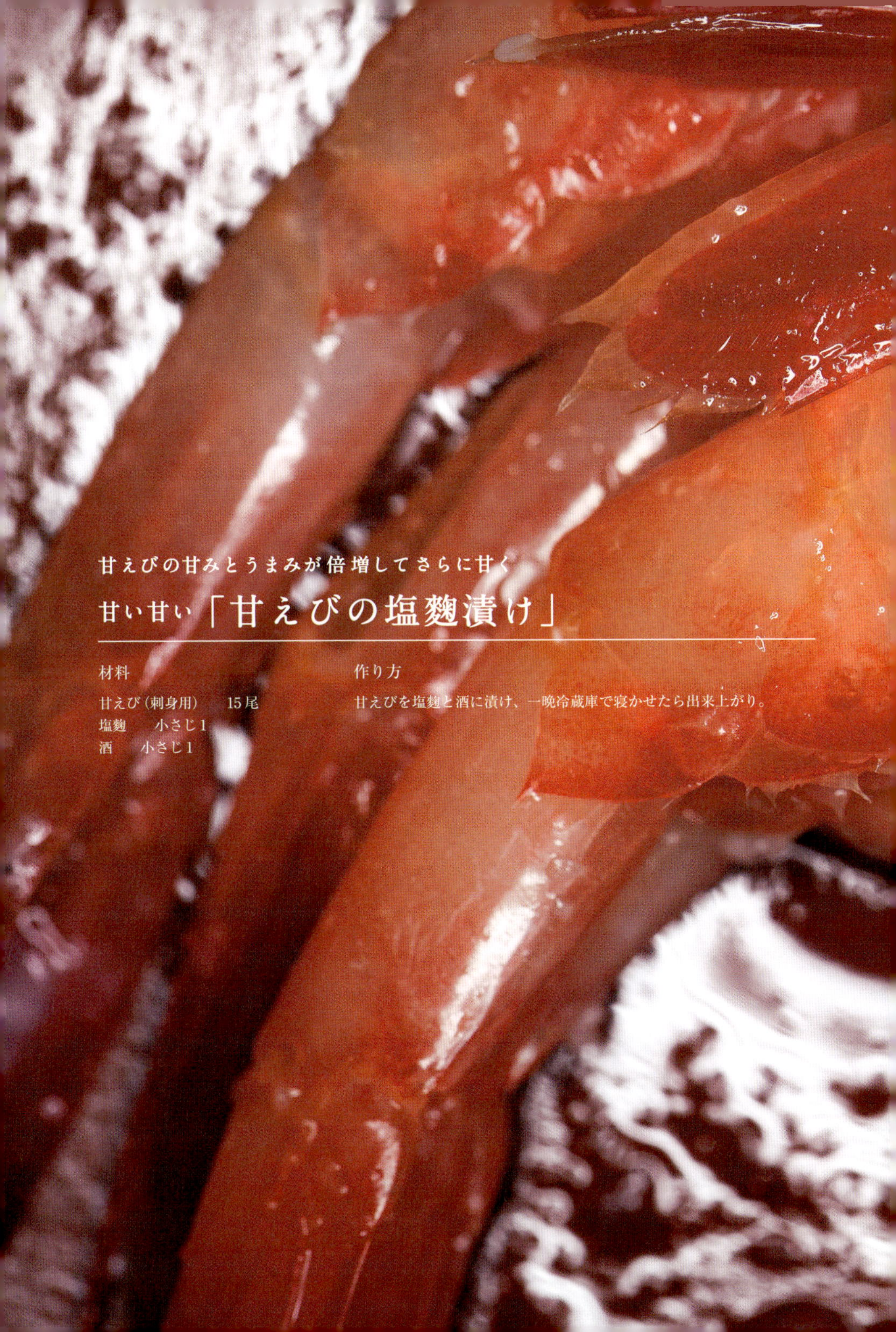

甘えびの甘みとうまみが倍増してさらに甘く

甘い甘い「甘えびの塩麹漬け」

材料

甘えび（刺身用）　15尾
塩麹　小さじ1
酒　小さじ1

作り方

甘えびを塩麹と酒に漬け、一晩冷蔵庫で寝かせたら出来上がり。

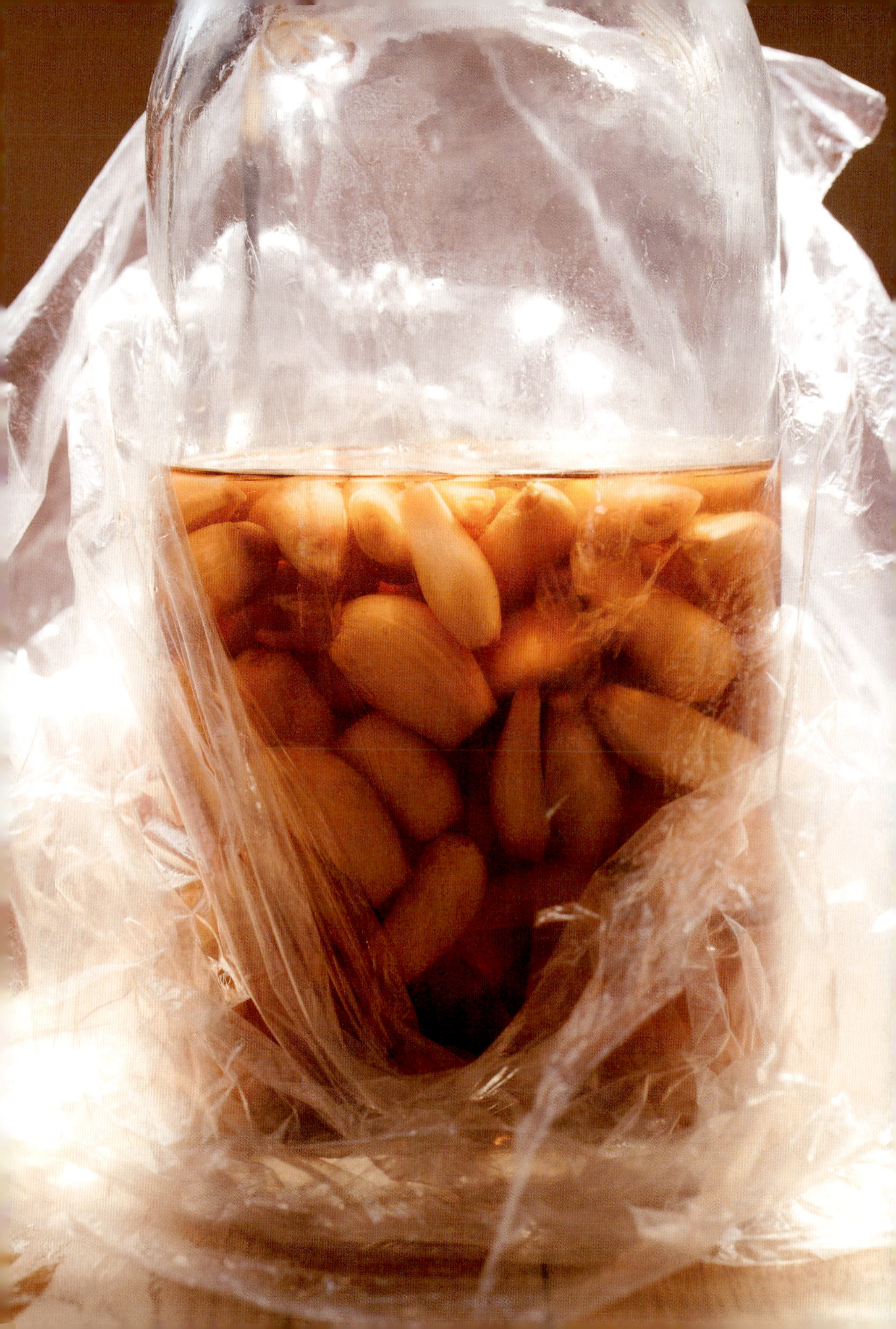

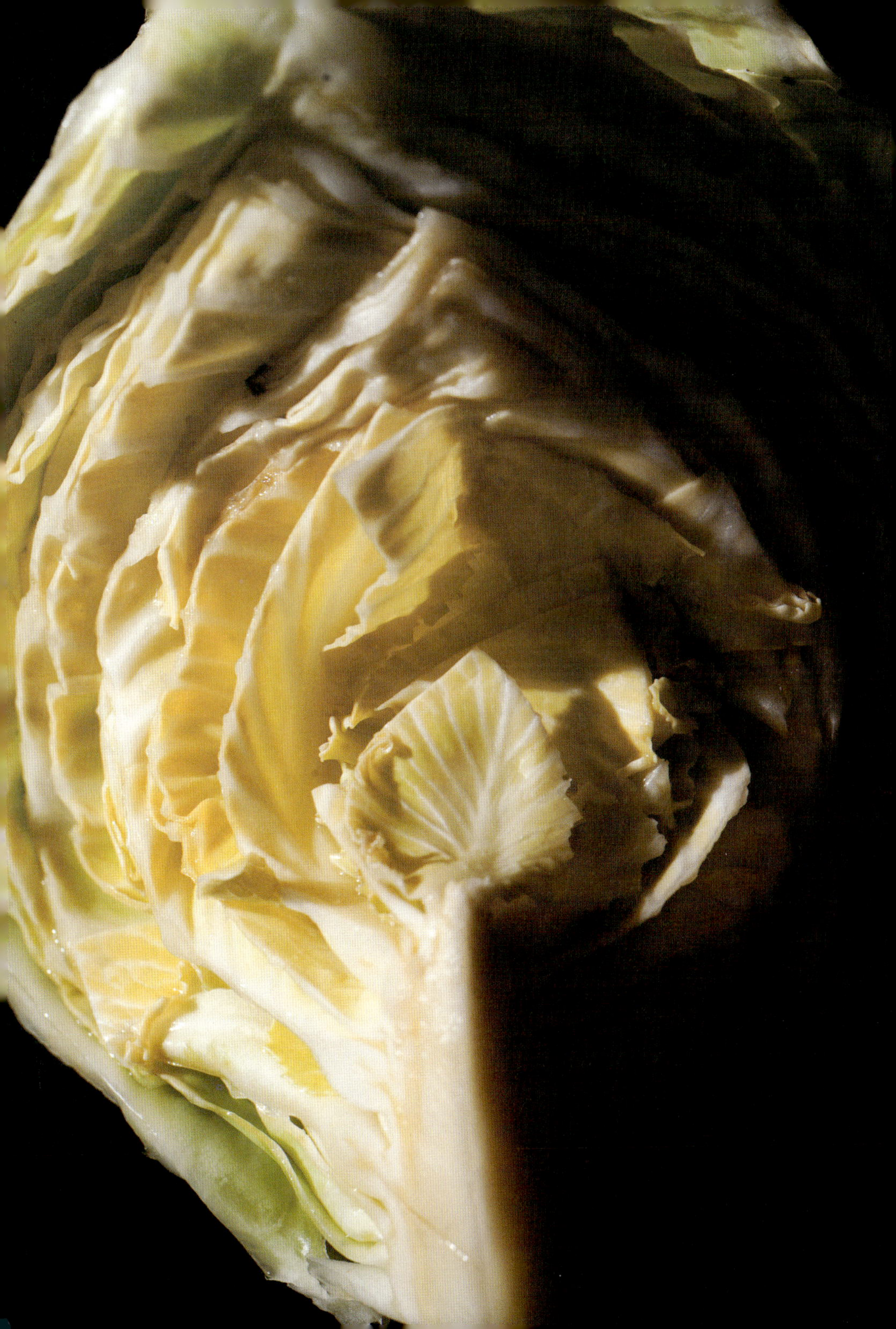

こんなところにお漬け物が大活躍！

変身漬け物

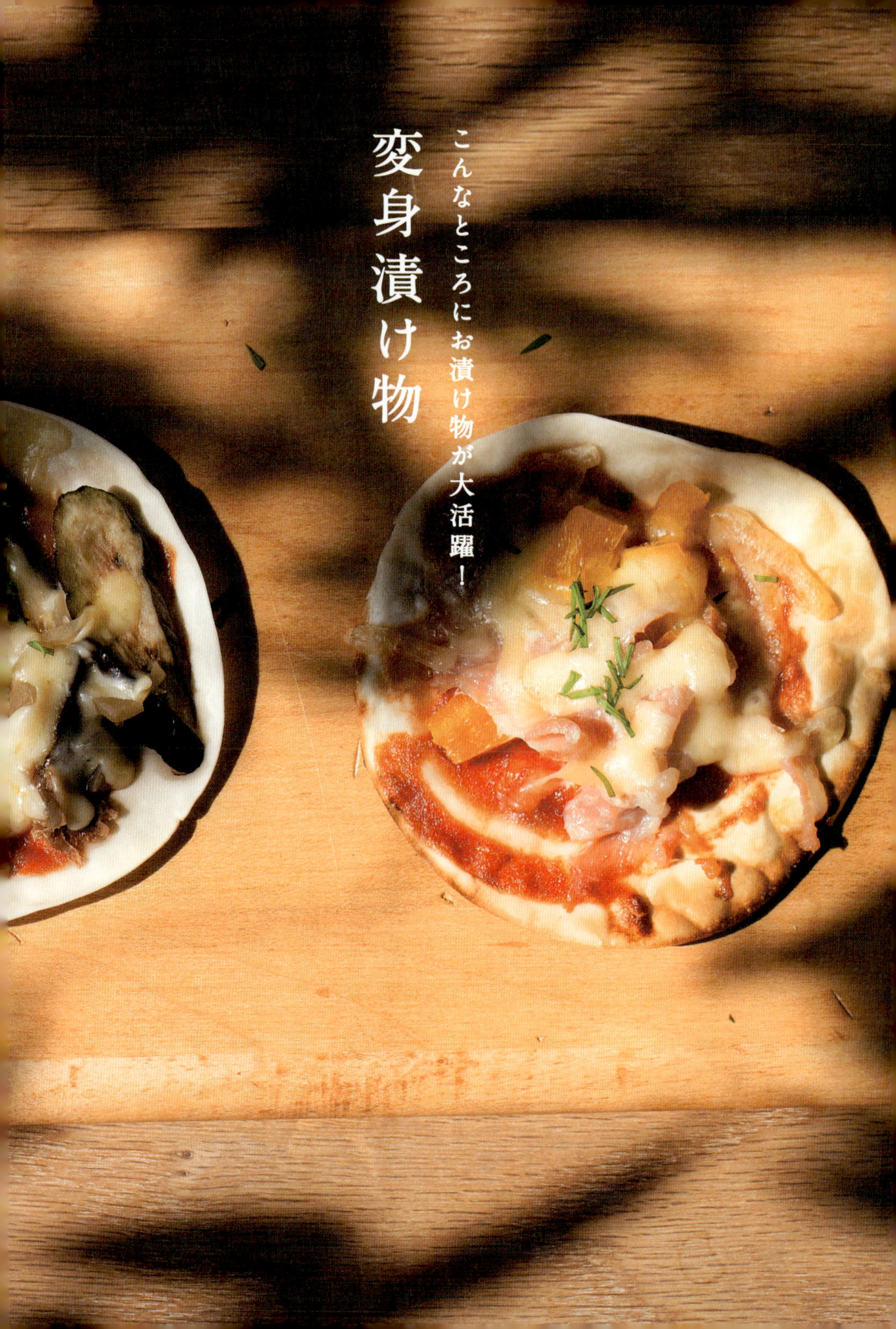

なすやパプリカなど、トッピングする漬け物は何でもOK

一口美人は「余った漬け物で洋風ピザ」

材料

餃子の皮　　適量
ケチャップ　　スプーン１杯
とろけるチーズ　　適量
お好みの漬け物　　適量
生ハム、ツナ、ソーセージなど
　各適量
乾燥バジル　　適量

作り方

餃子の皮にケチャップを塗り、好みのお漬け物と、生ハム、ツナ、ソーセージなどをのせた上に、チーズと乾燥バジルをのせてトースターで加熱。チーズが溶け、餃子の皮がパリッとしたら出来上がり。

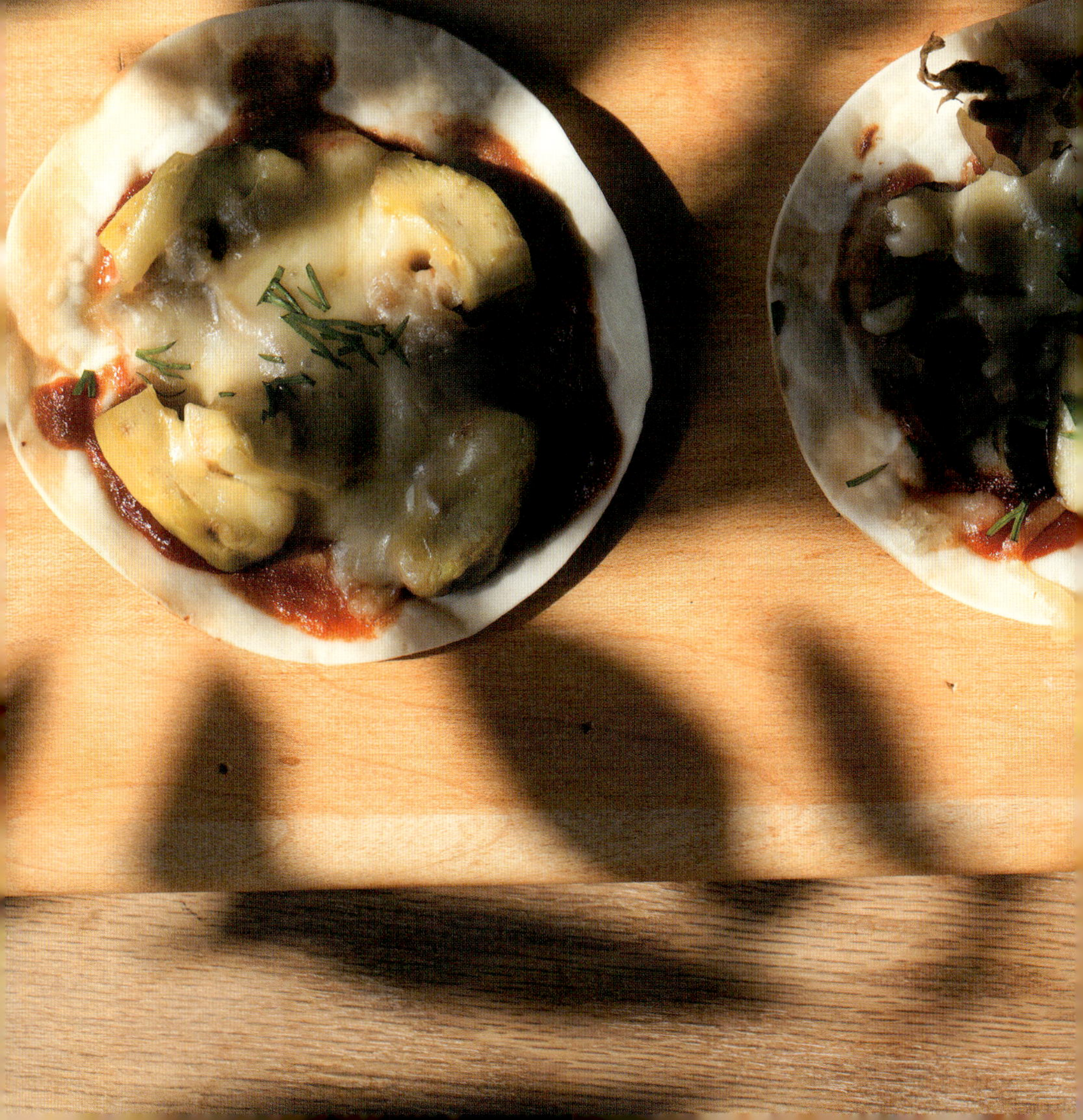

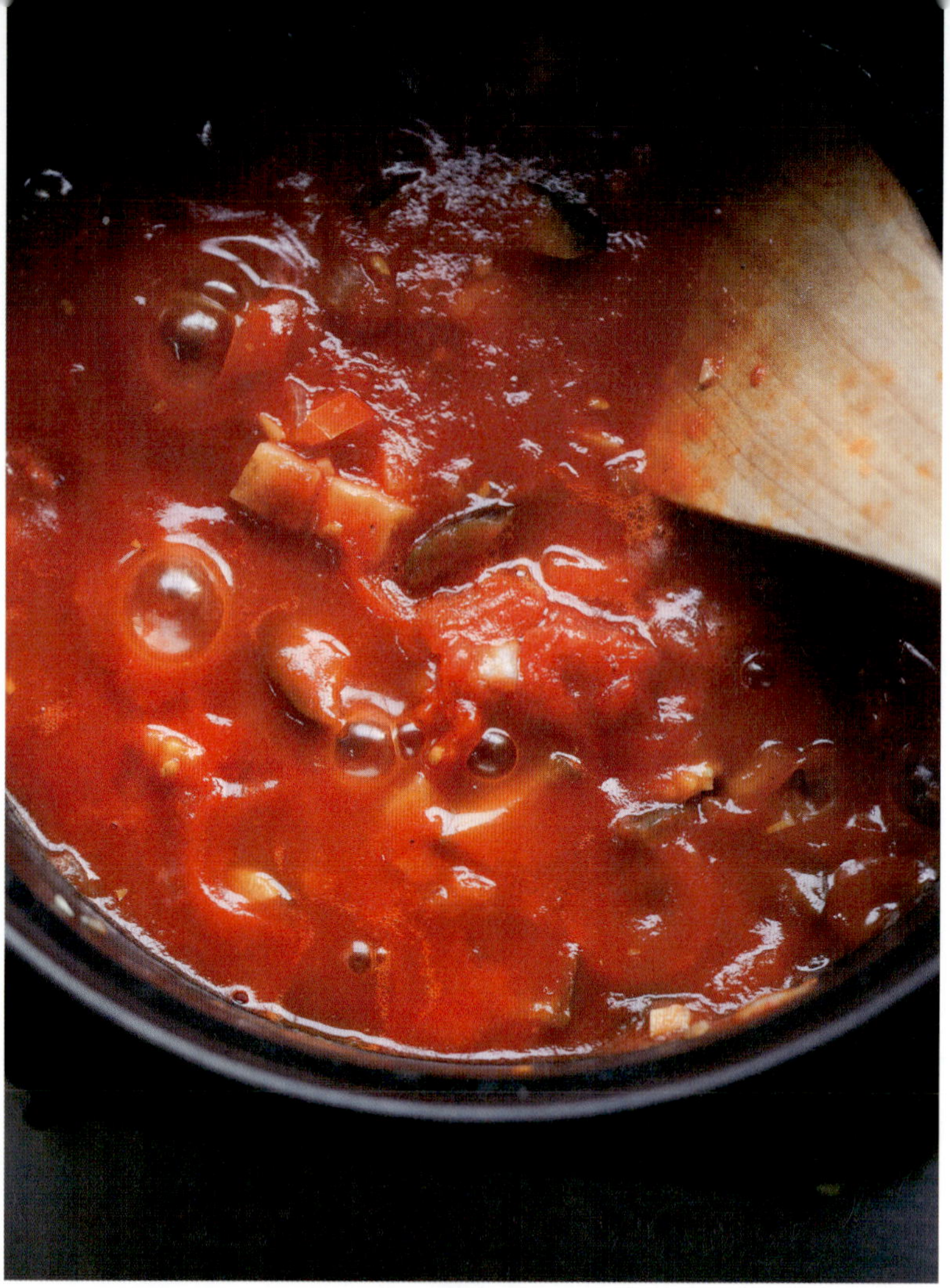

パンやパスタだけでなく、オムレツソースにもぴったり

刻み美人の「ラタトゥイユ」

材料

なすの漬け物　1本
パプリカの漬け物　1個
ヤングコーンの漬け物　4本
たまねぎの漬け物　1/2個
ベーコン　3枚
にんにく　1片
トマトホール缶　1缶
白ワイン　大さじ2
固形ブイヨン　1個
水　1カップ

作り方

オリーブオイルでにんにくを炒めたフライパンから香りが出たら、1㎝角に切った漬け物とベーコンを炒め、トマト缶と白ワインと固形ブイヨン、水を入れ、塩、こしょうで味を調えて出来上がり。

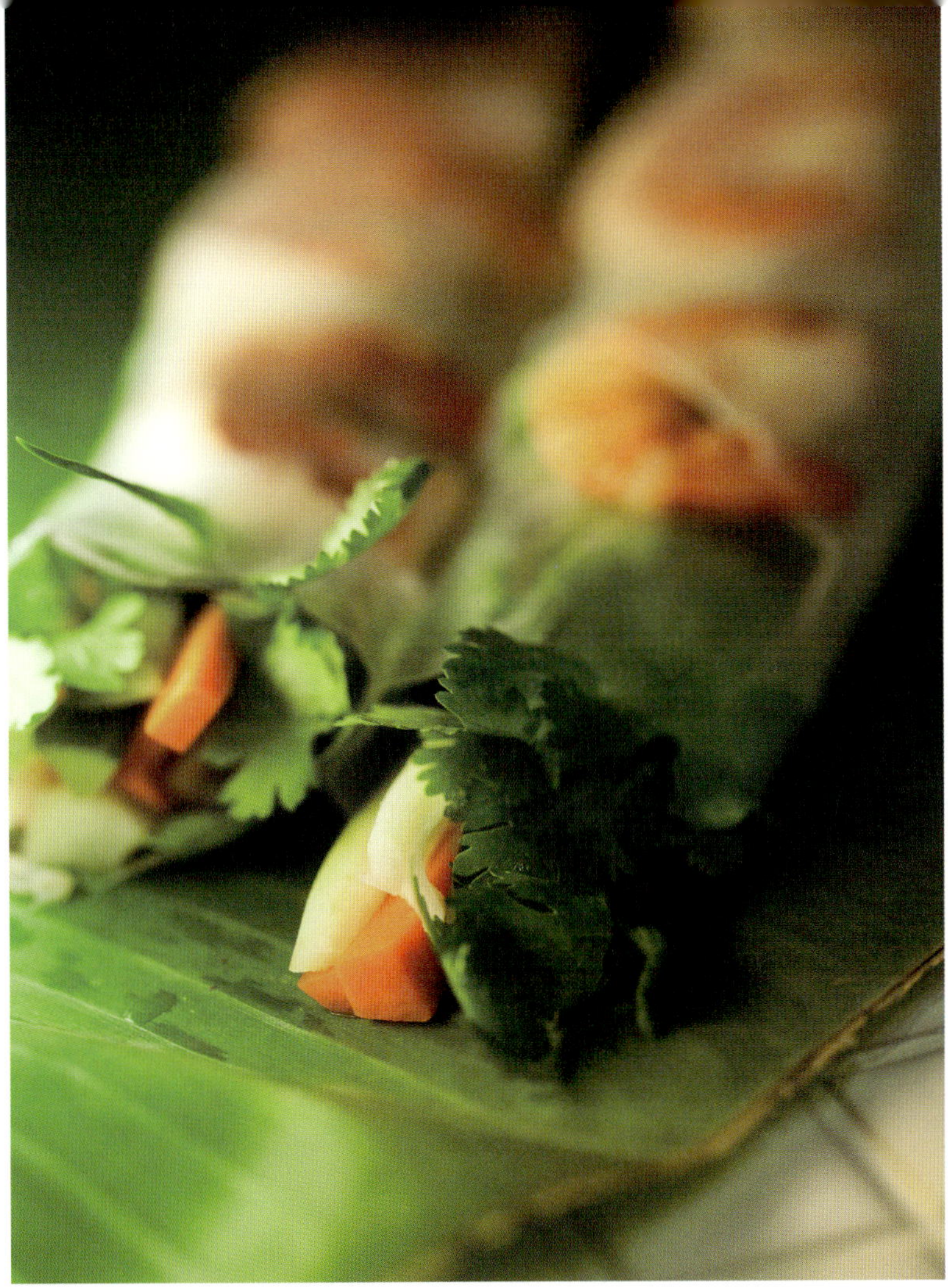

お漬け物の歯ごたえがたまりません

巻くだけ美人「えびの生春巻き漬け物風」

材料

ライスペーパー　4枚
えび（生食用）　12尾
さっとゆでた鶏のささみ　3片
にんじんの漬け物　1/2本
大根の漬け物　1/4本
きゅうりの漬け物　1本
レタス　適量
パクチー　適量
万能ねぎ　適量
スイートチリソース　適量

作り方

さっと水にくぐらせたライスペーパーの手前に、ゆがいた鶏のささみ、短冊に切ったにんじん、きゅうり、大根の漬け物、パクチー、万能ねぎ、レタスをのせてひと巻きする。もう一度手前になる部分にゆがいて背わたを取り、半分に切ったえびをおき、左右どちらかの端を折りたたんだら一気にぐるっと巻き、スイートチリソースをつけて召し上がれ。

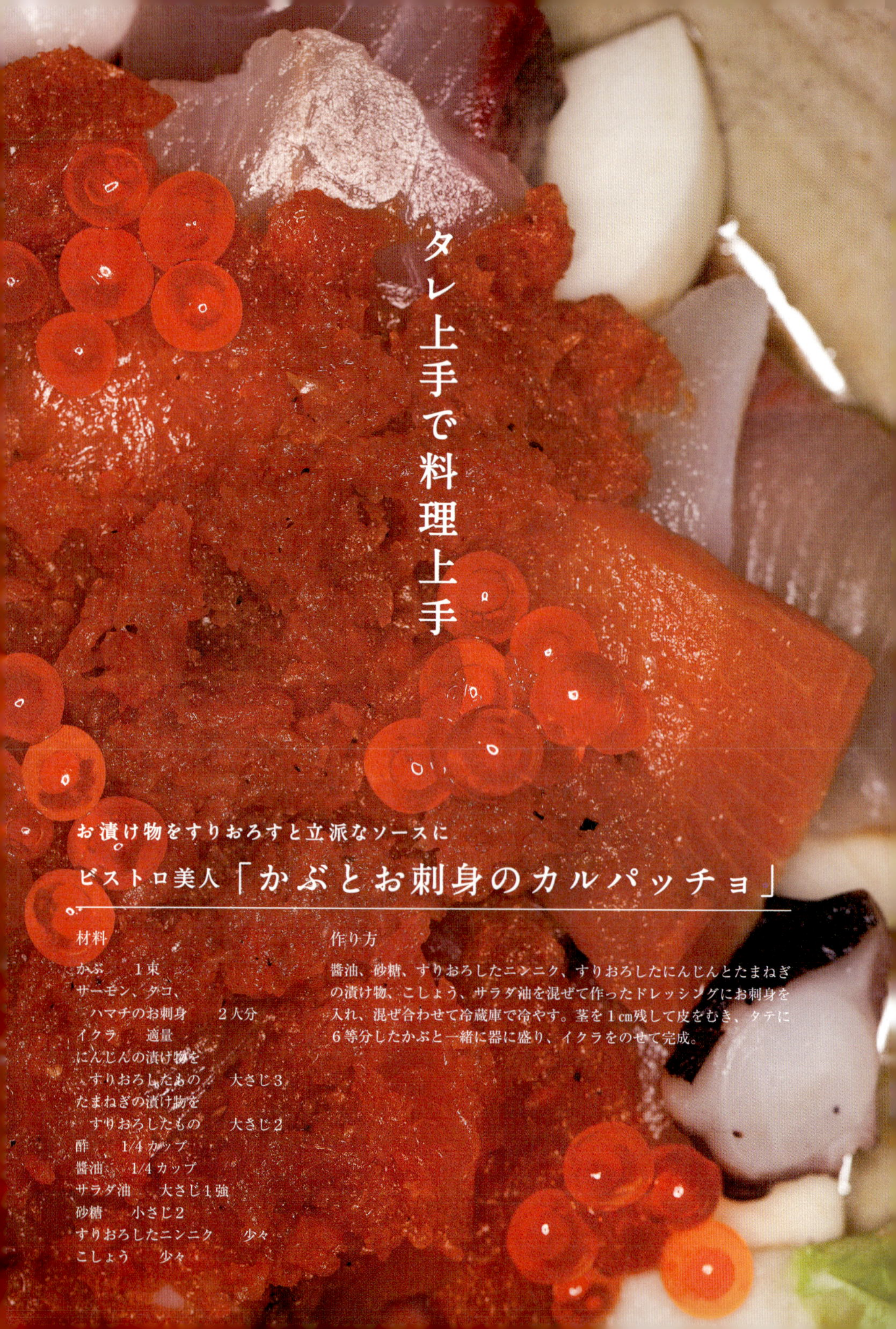

タレ上手で料理上手

お漬け物をすりおろすと立派なソースに

ビストロ美人「かぶとお刺身のカルパッチョ」

材料

かぶ　1束
サーモン、タコ、
　ハマチのお刺身　2人分
イクラ　適量
にんじんの漬け物を
　すりおろしたもの　大さじ3
たまねぎの漬け物を
　すりおろしたもの　大さじ2
酢　1/4カップ
醤油　1/4カップ
サラダ油　大さじ1強
砂糖　小さじ2
すりおろしたニンニク　少々
こしょう　少々

作り方

醤油、砂糖、すりおろしたニンニク、すりおろしたにんじんとたまねぎの漬け物、こしょう、サラダ油を混ぜて作ったドレッシングにお刺身を入れ、混ぜ合わせて冷蔵庫で冷やす。茎を1㎝残して皮をむき、タテに6等分したかぶと一緒に器に盛り、イクラをのせて完成。

かぼすの代わりにゆずやレモンでもさっぱりします

焼き物美人「焼き魚のさっぱりソース添え」

材料

脂ののった旬の魚　　1切れ
なすの漬け物　　1本
大根の漬け物　　1/3本
かぼすのしぼり汁　　小さじ1

作り方

なすと大根の漬け物をフードプロセッサーでみじん切りにし、かぼすのしぼり汁を加える。焼き上がった魚にかけて出来上がり。

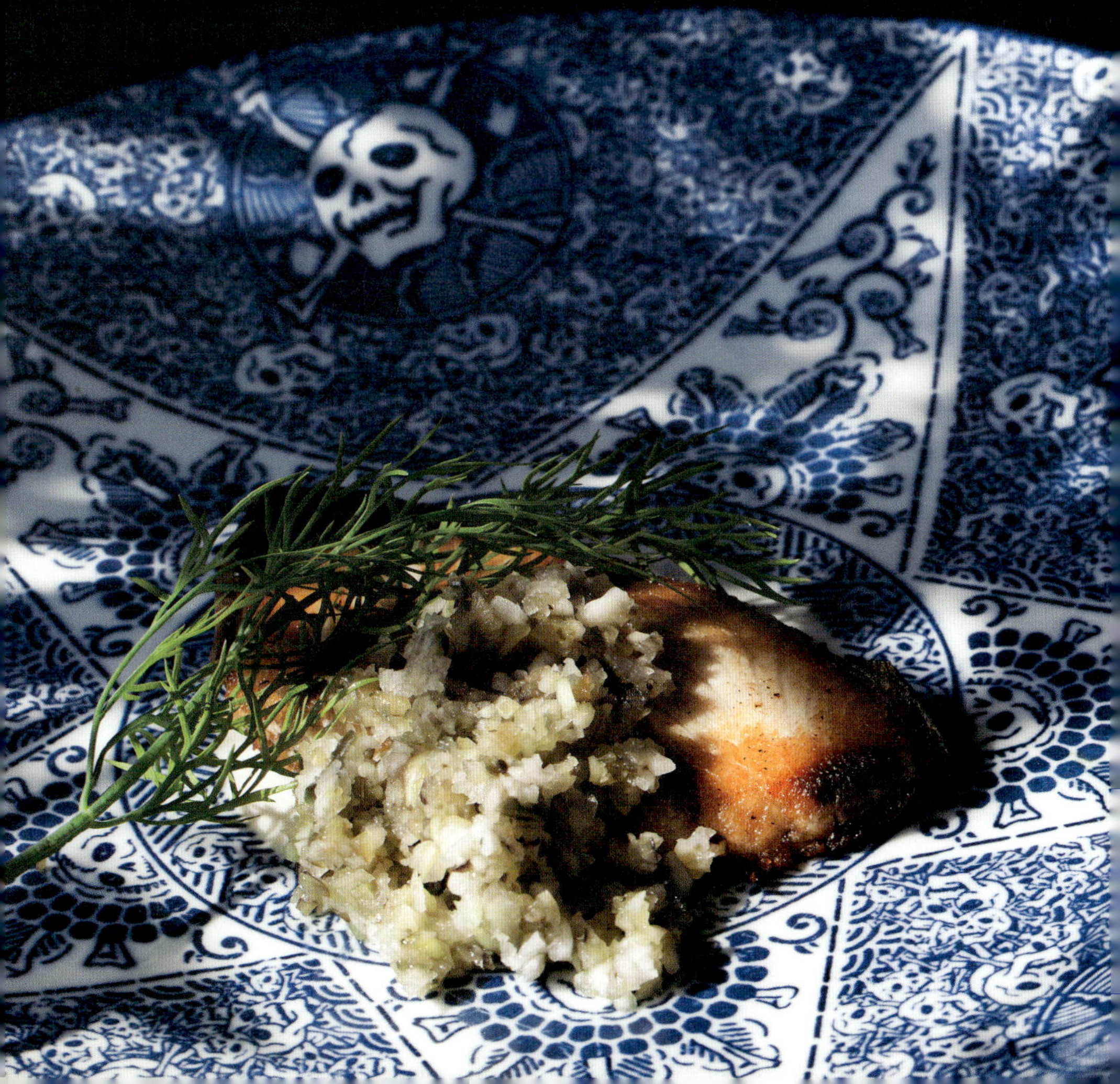

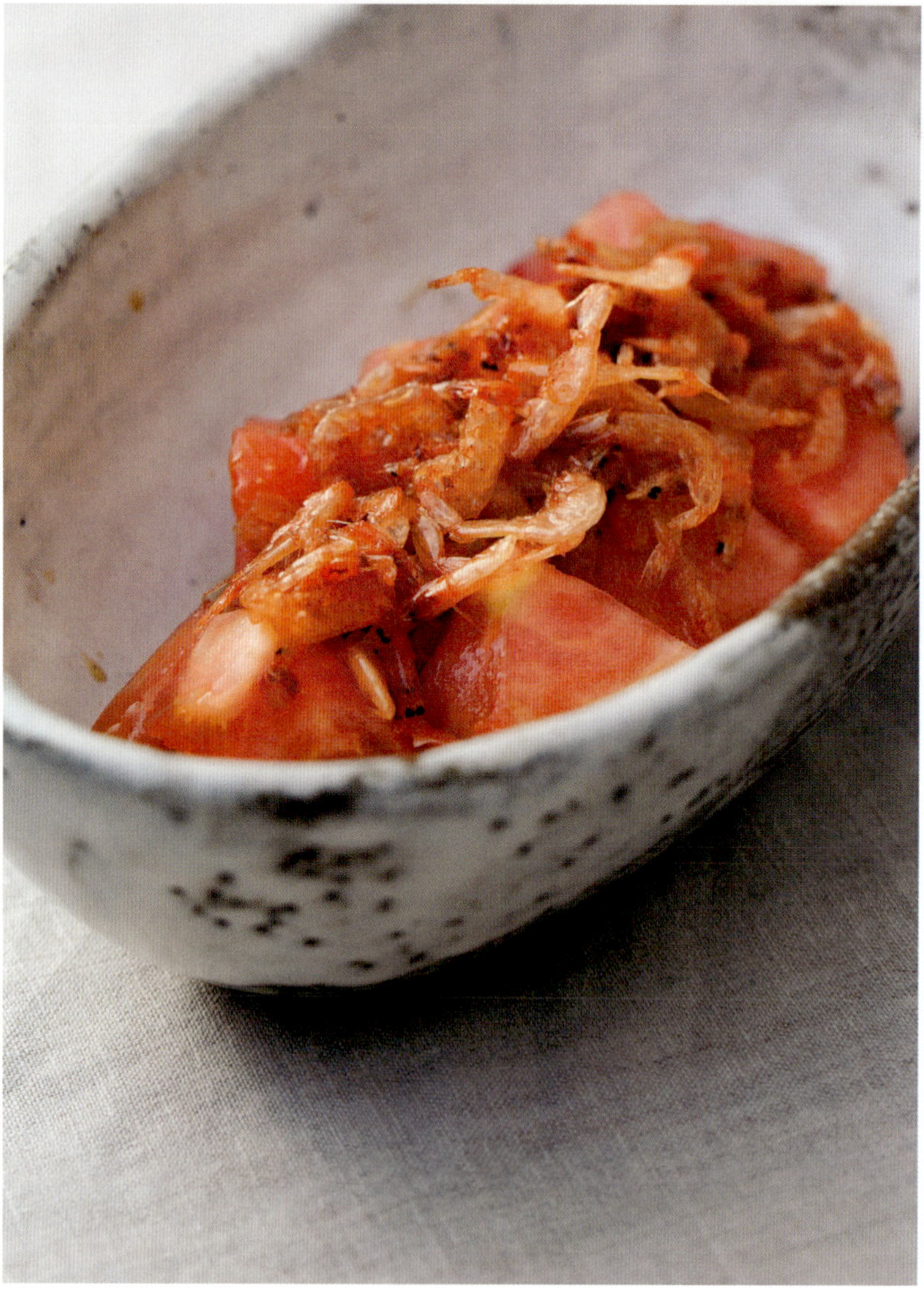

酵素パワーで食べても食べてもスリム美人

スリム美人「トマトの干しえび漬けドレッシング」

材料

干しえび　大さじ4
トマト　2個
水　大さじ2
醤油　大さじ1.5
酢　大さじ2
砂糖　大さじ1
ごま油　大さじ1
おろししょうが　少々

作り方

干しえびを水でもどし、もどし汁と一緒に醤油、酢、砂糖、ごま油、おろししょうがを混ぜてドレッシングを作り、器に盛ったくし形切りのトマトにかけて出来上がり。

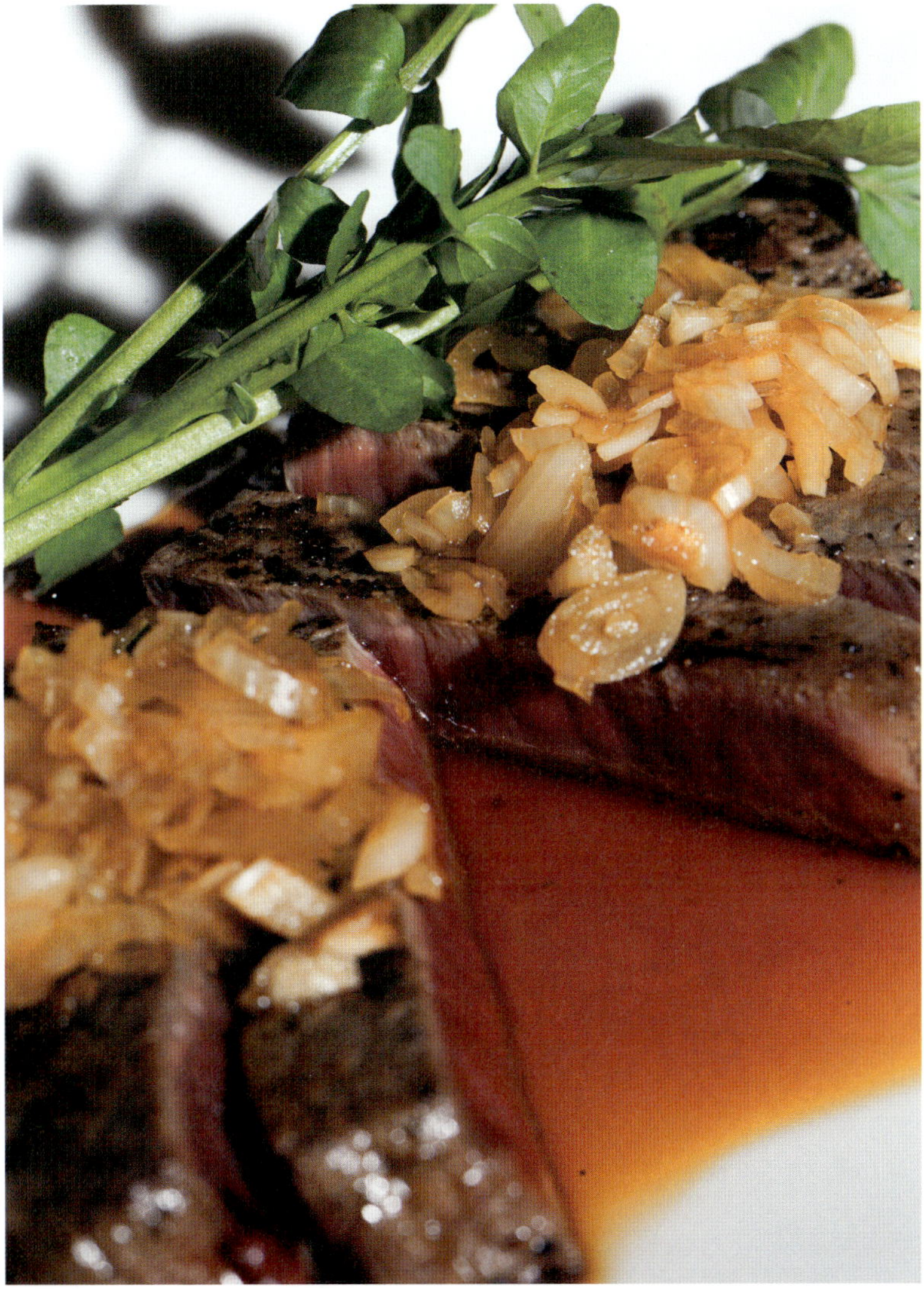

豚肉、チキン、魚にも使える万能ダレは常備ダレ決定

肉食美人の「ステーキ漬けダレ」

材料

牛肉　150g
らっきょう　5個
酢　大さじ2
醤油　大さじ2
塩　少々
こしょう　少々

作り方

塩、こしょうした牛肉を焼き、刻んだらっきょうと醤油、酢を混ぜた漬けダレをかけて召し上がれ。

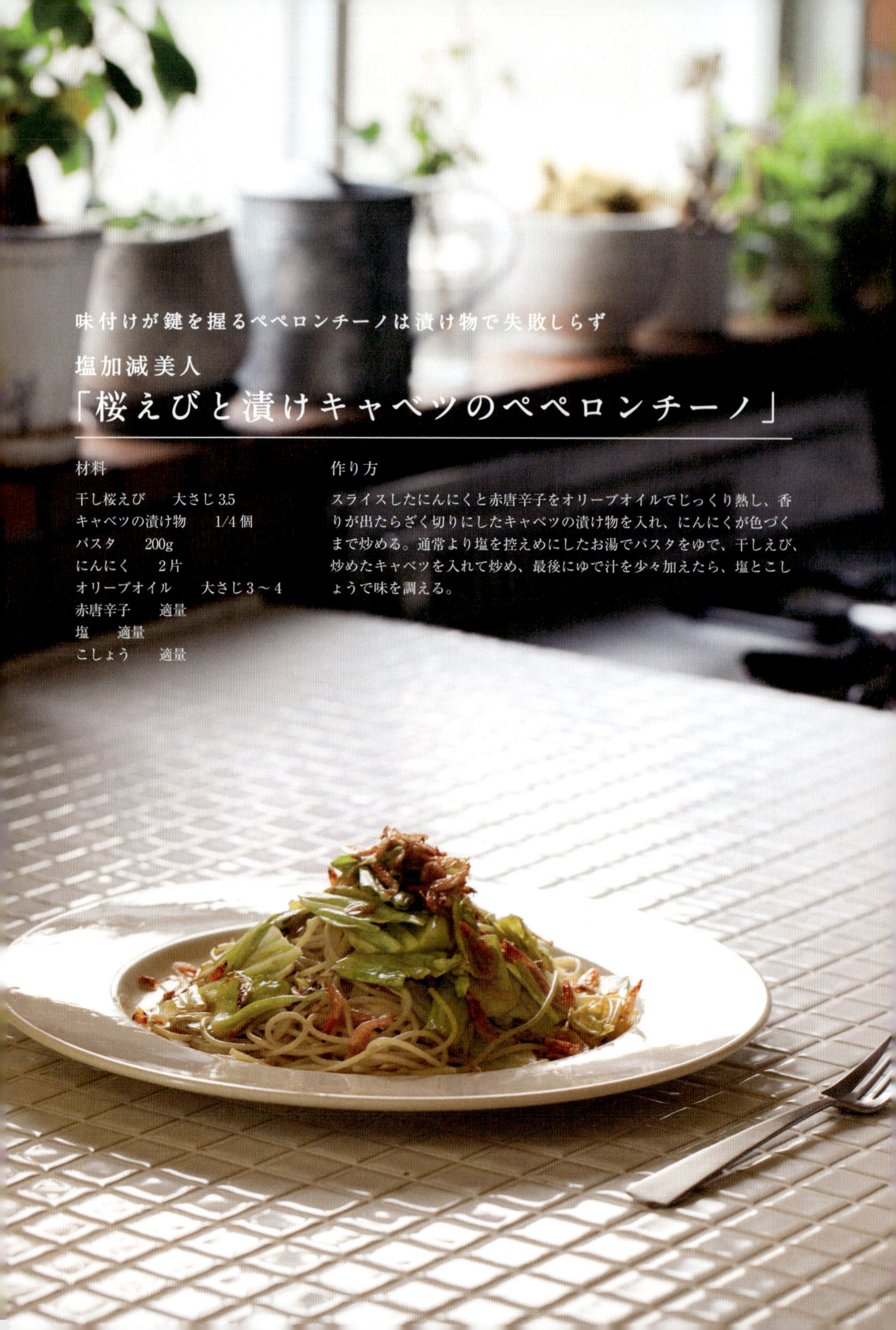

味付けが鍵を握るペペロンチーノは漬け物で失敗しらず

塩加減美人
「桜えびと漬けキャベツのペペロンチーノ」

材料

干し桜えび　大さじ3.5
キャベツの漬け物　1/4個
パスタ　200g
にんにく　2片
オリーブオイル　大さじ3〜4
赤唐辛子　適量
塩　適量
こしょう　適量

作り方

スライスしたにんにくと赤唐辛子をオリーブオイルでじっくり熱し、香りが出たらざく切りにしたキャベツの漬け物を入れ、にんにくが色づくまで炒める。通常より塩を控えめにしたお湯でパスタをゆで、干しえび、炒めたキャベツを入れて炒め、最後にゆで汁を少々加えたら、塩とこしょうで味を調える。

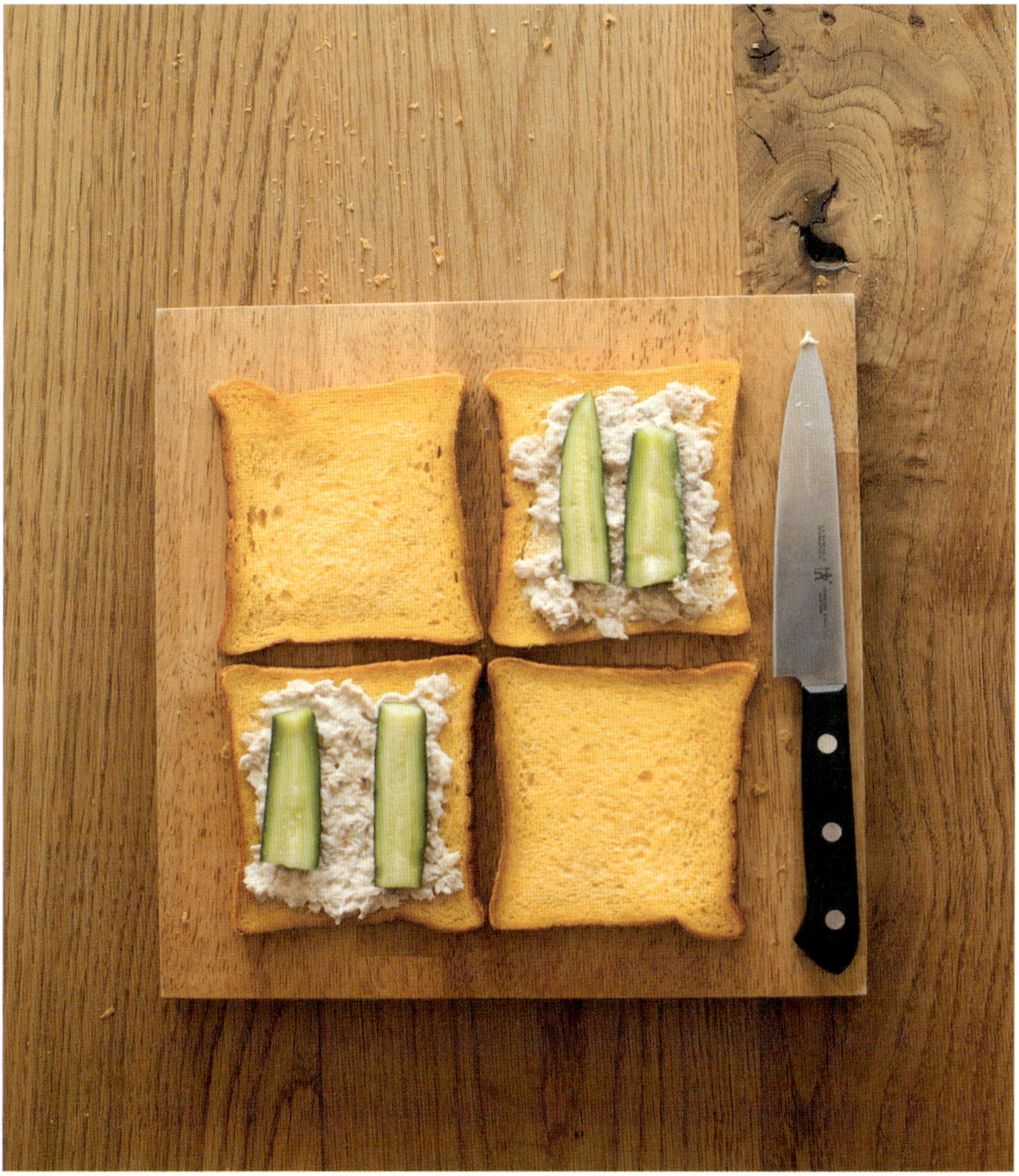

漬け物は生野菜よりも保存に強いからお弁当に安心

弁当美人「お出掛けサンドイッチ」

材料

食パン　4枚
きゅうりの漬け物　2本
セロリ　10㎝ぐらい
ツナ　1缶
アンチョビ　4尾
生クリーム　大さじ2
牛乳　大さじ2
レモン汁　大さじ1/2
こしょう　少々
マスタード　少々
バター　適量

作り方

ミキサーにツナ、アンチョビ、セロリ、生クリーム、牛乳、レモン汁、こしょうを入れてツナソースを作り冷蔵庫で冷やす。片面だけトーストしたパンにバターとマスタードを塗り、きゅうりの漬け物とツナソースをはさんで出来上がり。

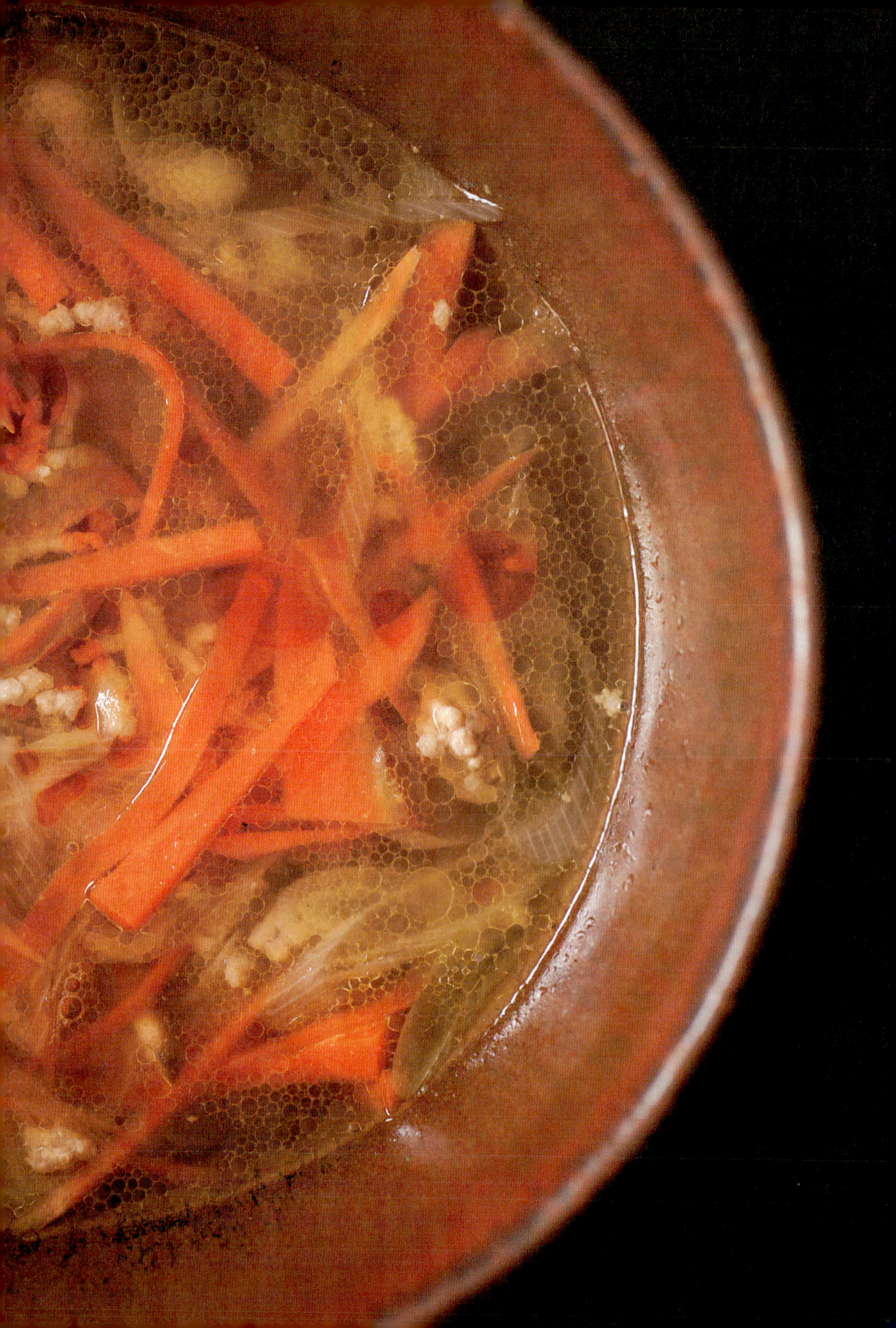

お酢とこしょうの量でお好みの仕上がりに

さっぱりすっきり「サンラータン」

材料

豚ひき肉　40g
にんじんの漬け物　1/2本
生しいたけ　1個
長ねぎ　1/2本
中華スープのもと　小さじ1
水　2カップ
酢　大さじ3
酒　大さじ1
ラー油　小さじ1
醤油　少々
塩　少々
こしょう　少々

作り方

鍋に中華スープのもとと水を入れて煮立たせ、酒、醤油、塩、こしょうを加えて味を調えたらひき肉、細切りにしたにんじんの漬け物、じくを取って千切りにしたしいたけ、斜めに薄切りにしたねぎを入れて煮る。最後に酢とラー油をかけて出来上がり。

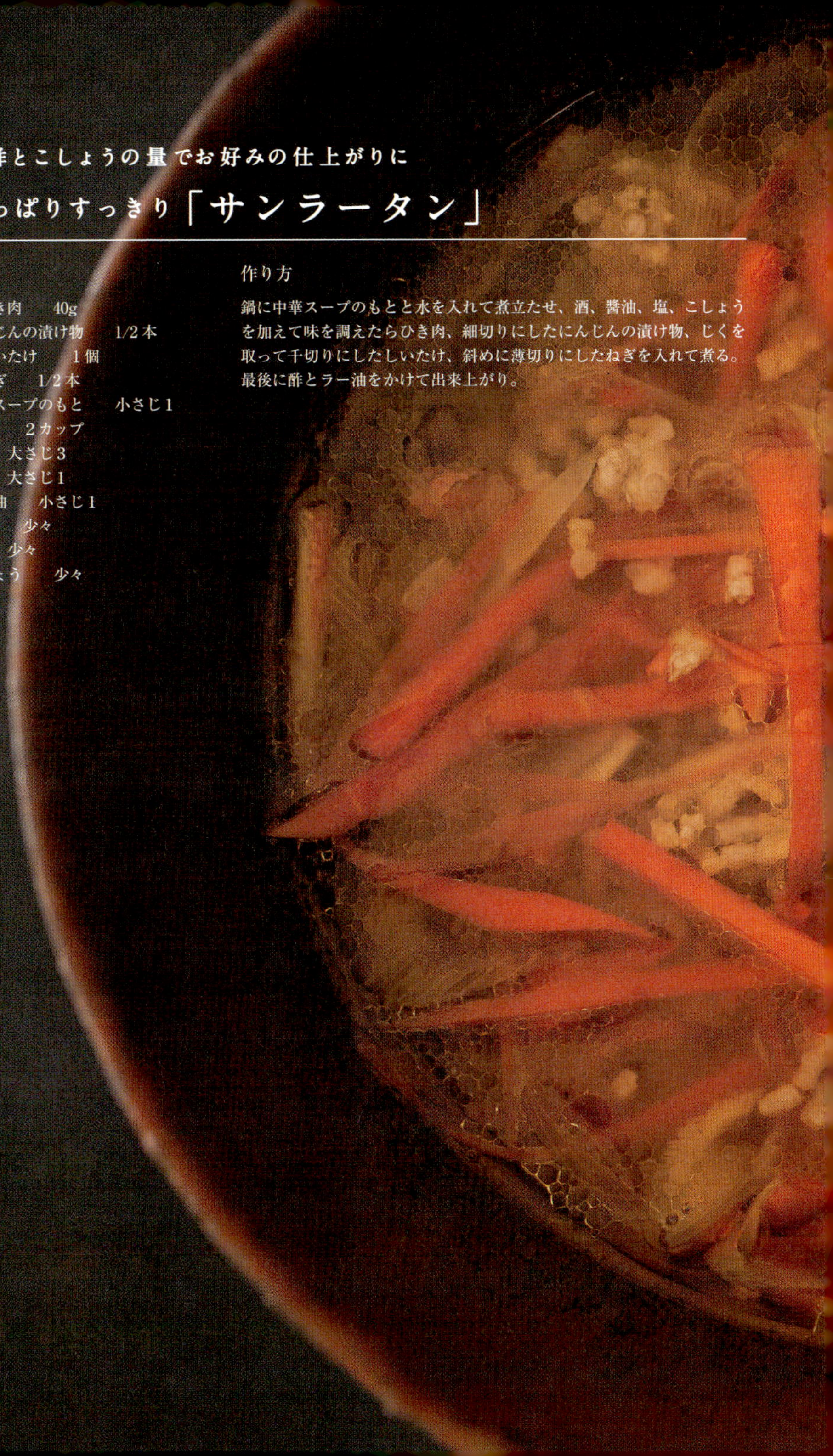

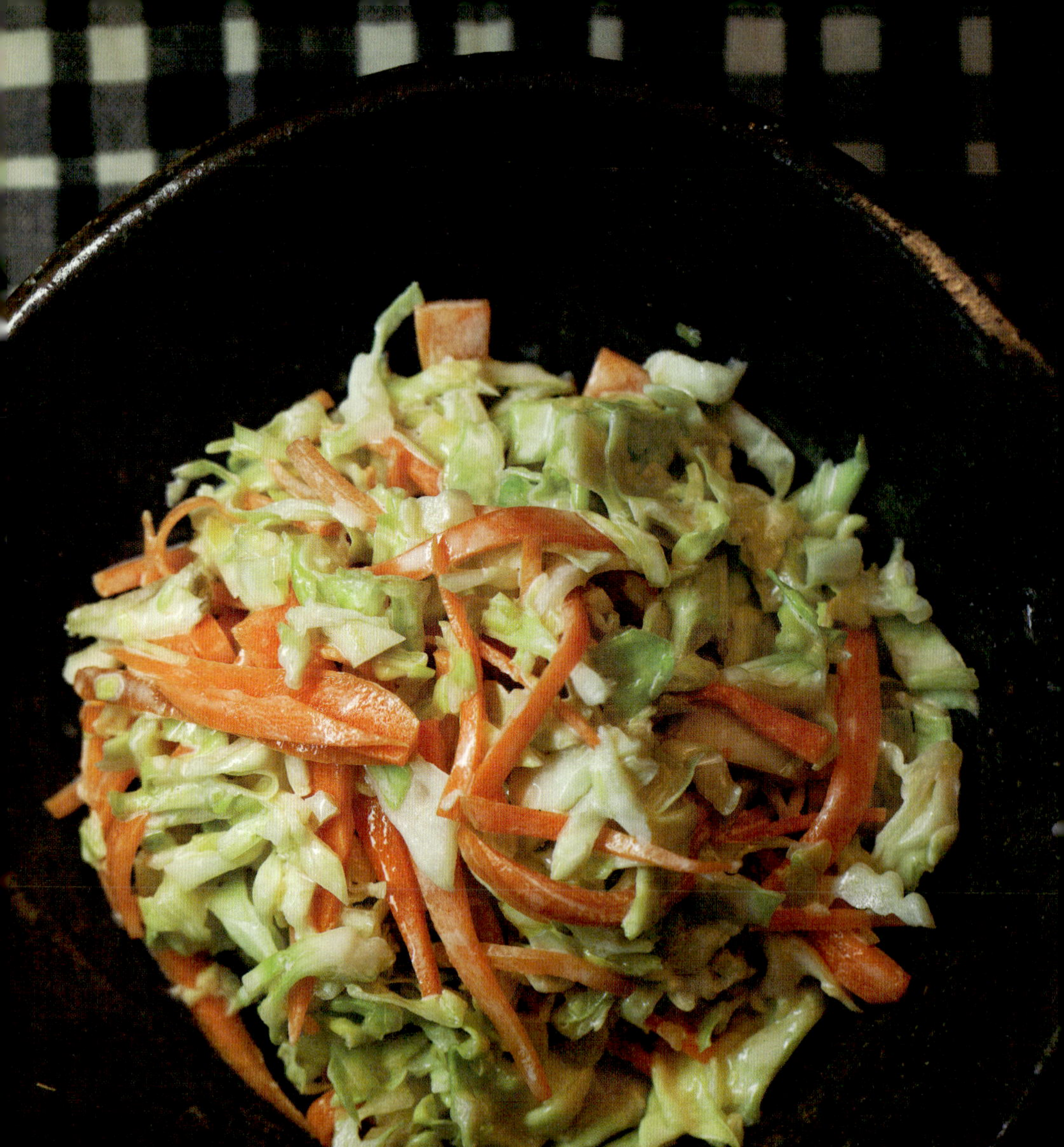

生のキャベツを塩もみして作るよりも手間いらず

お手軽美人「漬け物コールスロー」

材料

キャベツの漬け物　5〜6枚
にんじんの漬け物　1/2本
塩　小さじ1/2
レモン汁　大さじ1.5
マヨネーズ　大さじ3
牛乳　大さじ1
ハチミツ　小さじ1

作り方

キャベツとにんじんの漬け物を千切りにし、水気をしっかり絞ったらレモン汁をかけて混ぜ、冷蔵庫に入れておく。食べる前に、マヨネーズ、塩、牛乳、ハチミツを加えて和える。

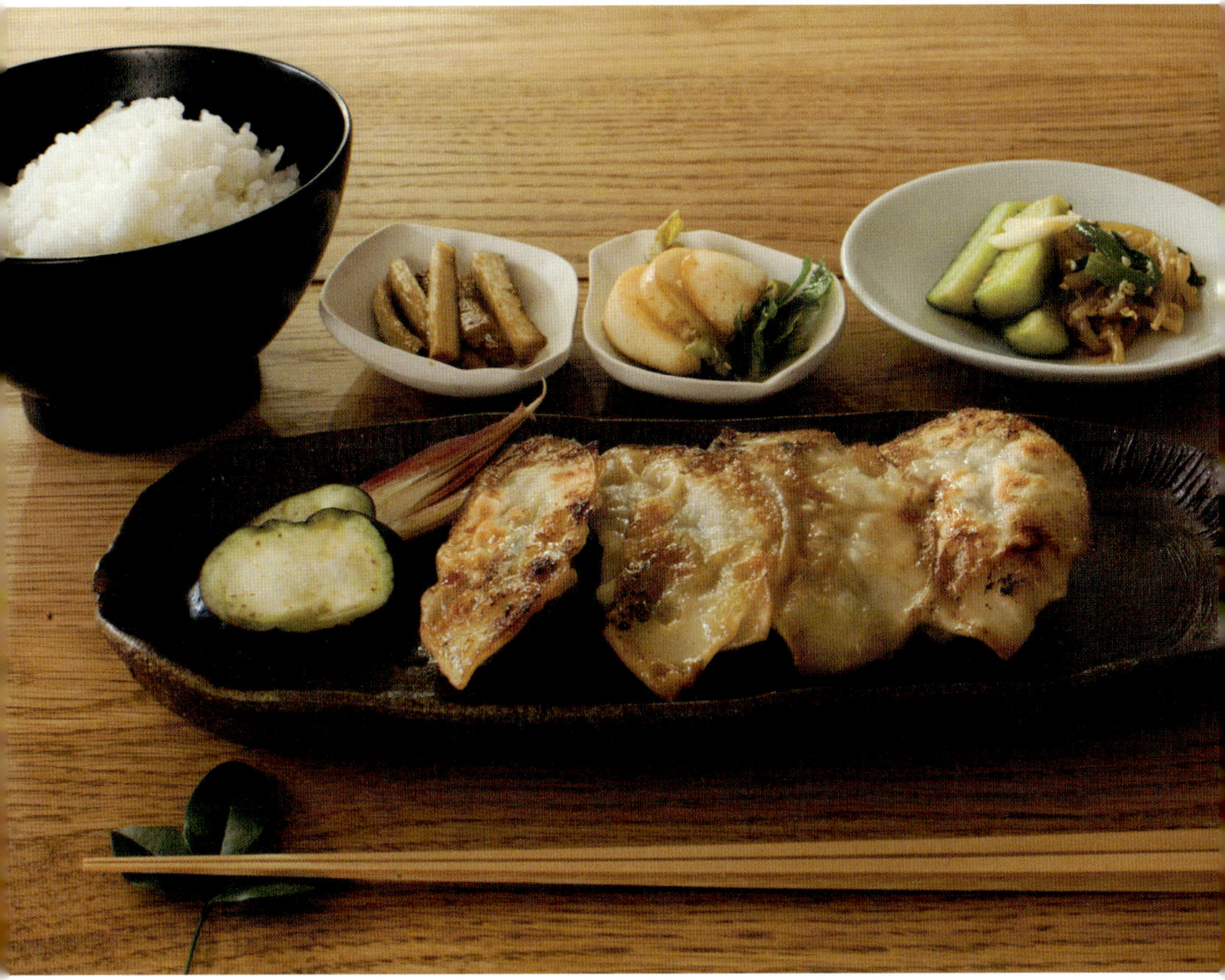

生野菜を刻むよりボリュームもうまみもたっぷりの漬け物で具沢山

たっぷり具美人「漬け物餃子」（2人分）

材料

餃子の皮　20枚
豚ひき肉　200g
キャベツの漬け物　1/4個
ニラ　1/2束
万能ねぎ　1束
おろししょうが　小さじ1
片栗粉　大さじ3
醤油　大さじ3
ごま油　大さじ3
日本酒　大さじ3
こしょう　少々
サラダ油　大さじ3

作り方

ひき肉に、醤油、ごま油、日本酒、こしょう、おろししょうがを入れ、ねばりが出るまでよく混ぜる。刻んだねぎとニラを混ぜ、細長く切ったキャベツの漬け物を加えてふんわりと混ぜ、片栗粉を加えてタネを作る。水をつけながら餃子の皮でタネを包み、油を熱したフライパンに並べ、水を入れて蒸し焼きにする。

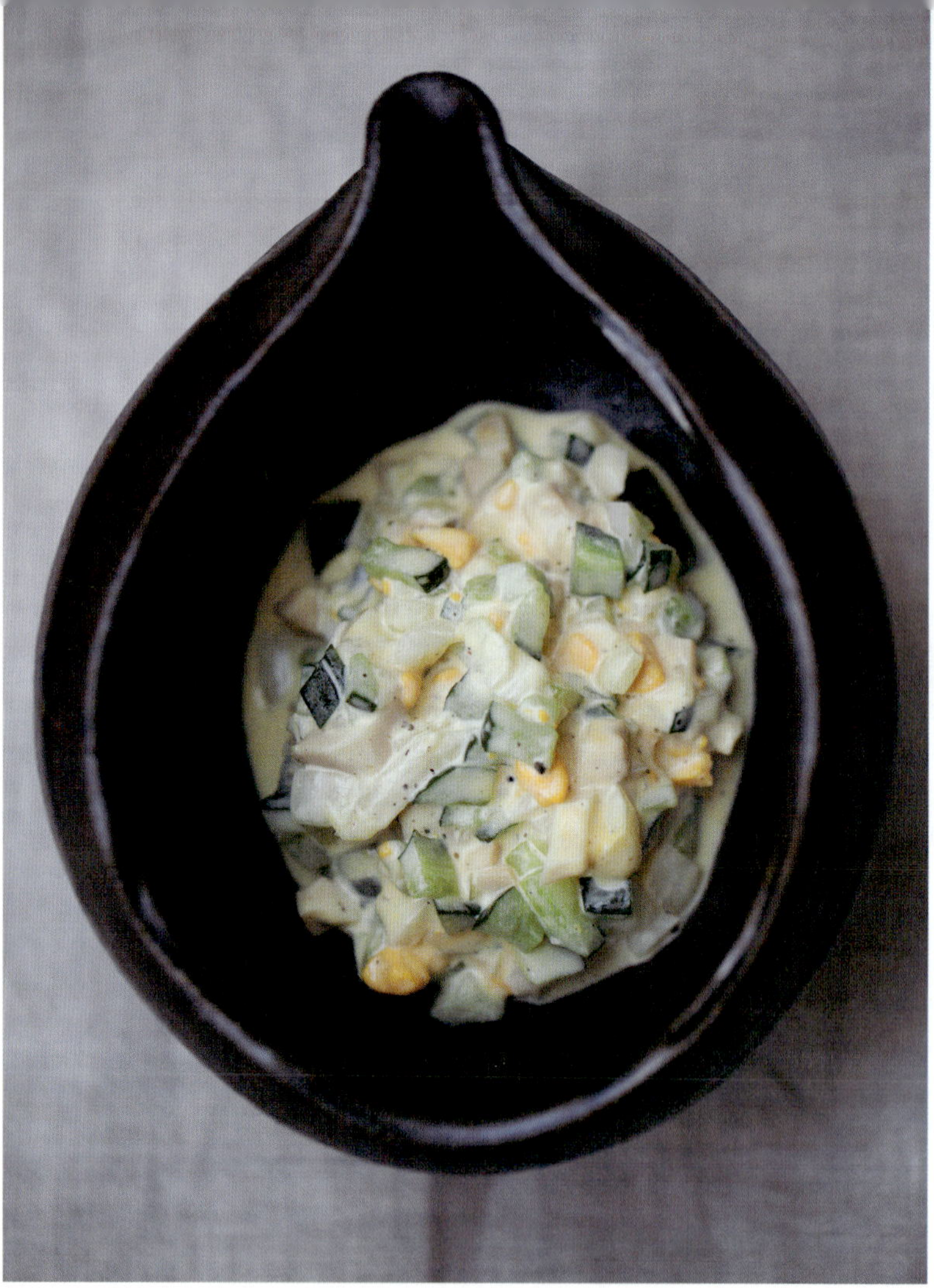

白身魚のフライやチキンカツ、サンドイッチにはさんでも

タルタル美人の「きゅうりタルタル」

材料

きゅうりの漬け物　1本
漬け卵　2個（P.84参照）
たまねぎの漬け物　1/4個
マヨネーズ　大さじ6
レモン汁　小さじ1/2
こしょう　少々

作り方

きゅうりとたまねぎの漬け物をみじん切りにし、水気を絞る。漬け卵もみじん切りにし、マヨネーズ、レモン汁、こしょうを加えて混ぜる。

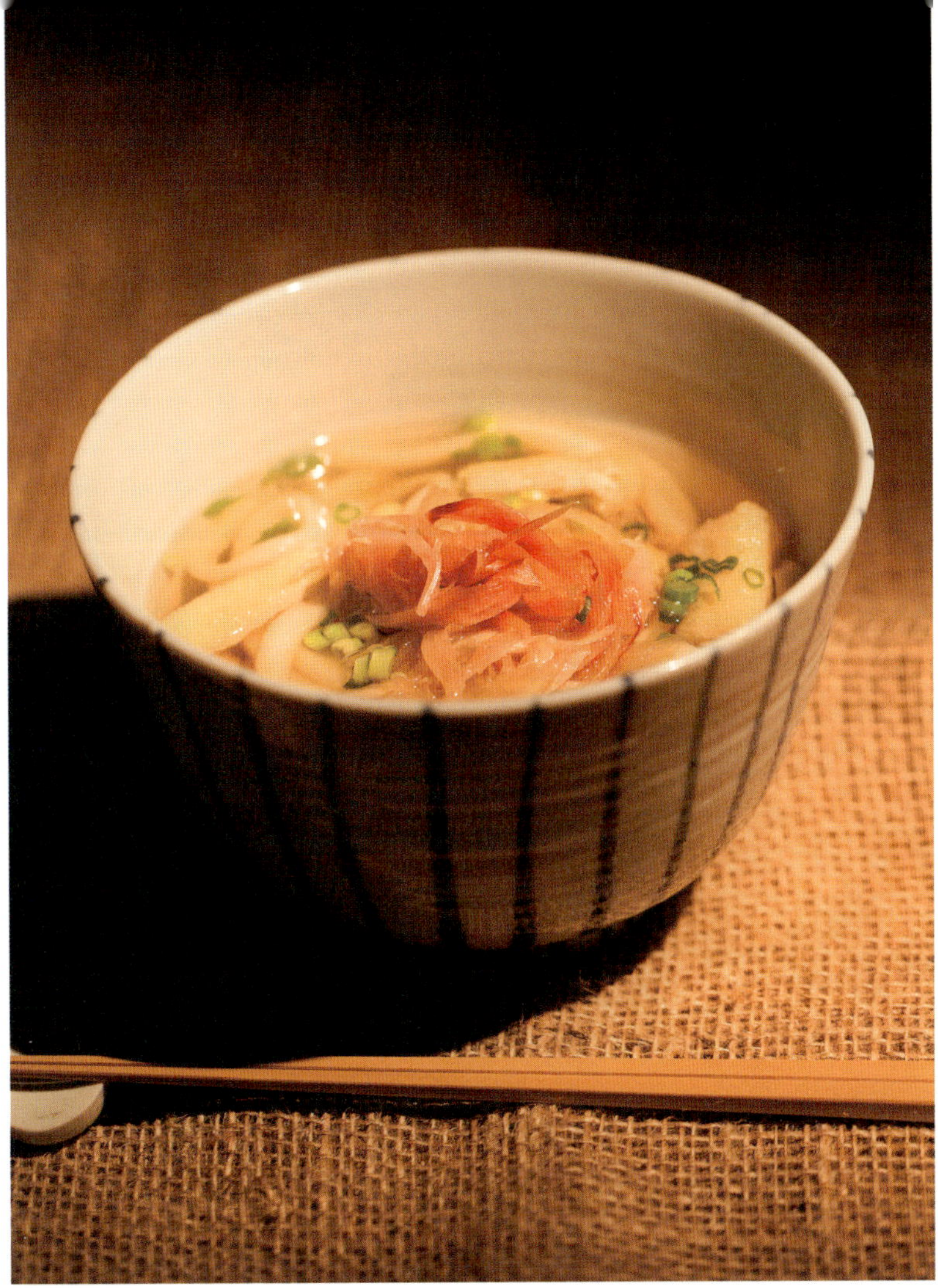

みょうがの甘酢漬けはちらし寿司のトッピングにもぴったり

お飾り美人「みょうがの甘酢漬けおうどん」（2人分）

材料

みょうが　3本
冷凍うどん　2玉
油揚げ　1枚
水　50ml
酢　50ml
砂糖　大さじ2強
塩　小さじ1
めんつゆ（市販の白だし）　適量
万能ねぎ　適量
いりごま　適量

作り方

半分に切ってスライスしたみょうがを、500Wのレンジで2分温めた水、酢、砂糖、塩に加えて、また2分加熱する。鍋にめんつゆを入れ好みのだし汁を作ったら、ゆでたうどんを入れる。盛りつけ時に、刻んだ油揚げ、万能ねぎ、ごま、みょうがをトッピングし、みょうがの漬け液をたっぷり回しかけて出来上がり。

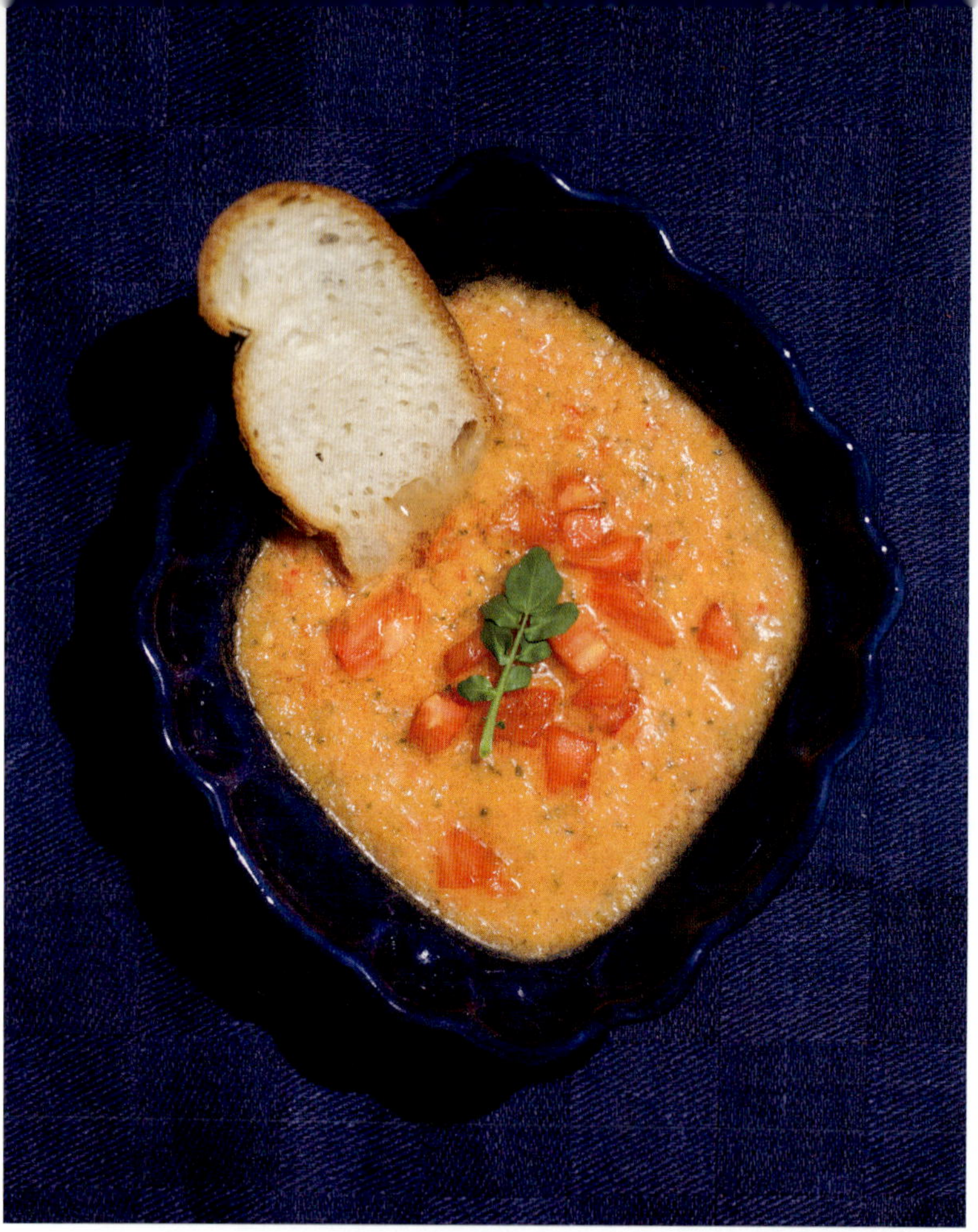

とにかく漬け物をたくさん刻んで一緒にミックスするだけで味に深みが

ミックス美人「漬け物ガスパチョ」

材料

トマトピューレ（500ml）　1瓶
トマトの漬け物　1個
きゅうりの漬け物　1本
赤ピーマンの漬け物　1個
たまねぎの漬け物　1/2個
にんにく　1/2片
バゲット　10cmぐらい
白ワインビネガー　大さじ2
オリーブオイル　大さじ4
水　100ml
塩　小さじ1/2
白こしょう　少々

作り方

トマトピューレ、きゅうり、赤ピーマン、たまねぎの漬け物、にんにく、オリーブオイル、ワインビネガー、水、塩、こしょうをフードプロセッサーにかけ、器に盛る。仕上げにざく切りしたトマトの漬け物をトッピングし、トーストしたバゲットを添えてどうぞ。

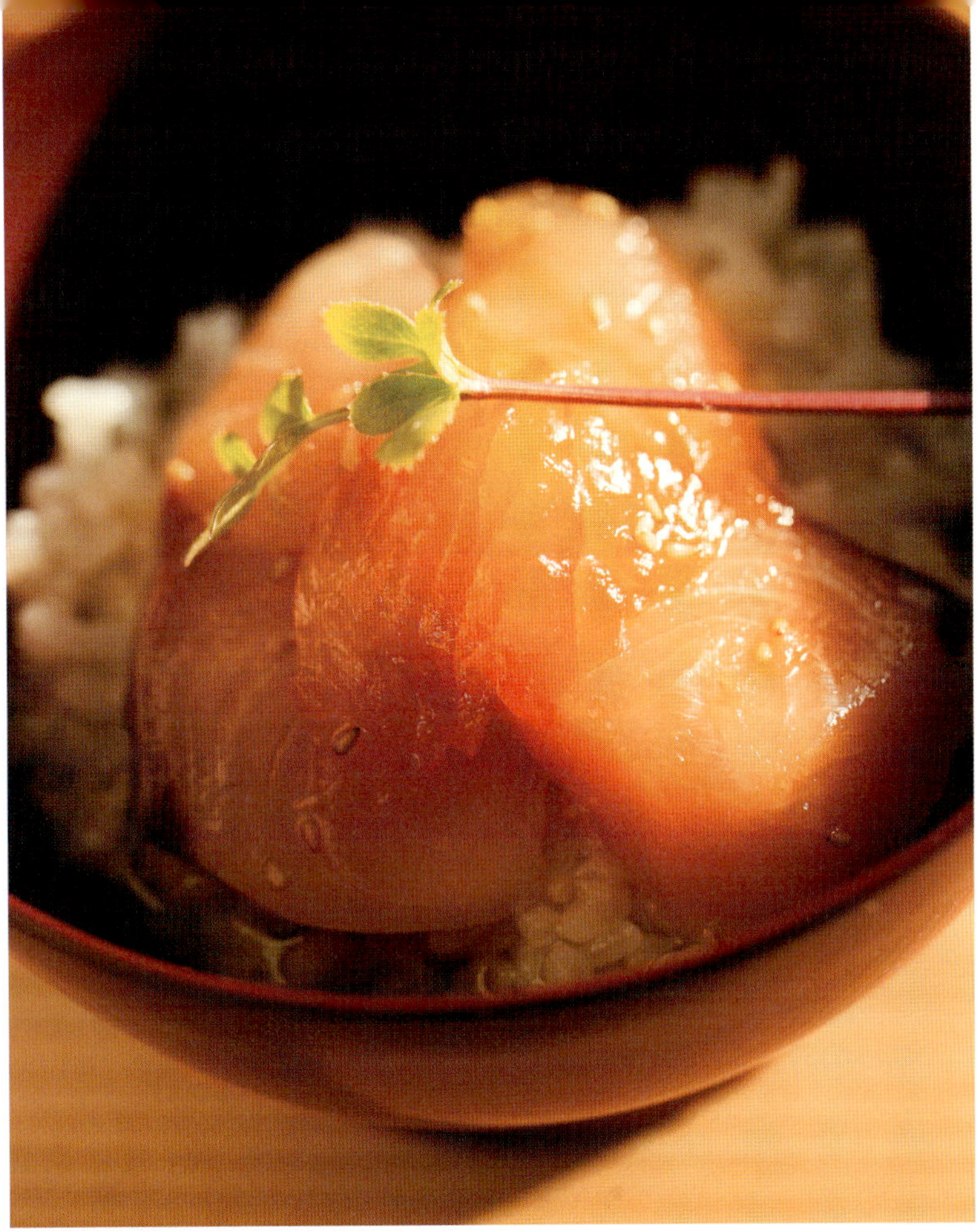

だしの代わりにお茶を注いでも香ばしいです

づけ美人「づけ茶漬け」（2人分）

材料

ごはん　2膳
ぶり（刺身用の魚やいか、ほたてなど）　1パック
醤油　大さじ1（トッピング用にも小さじ1）
酒　大さじ1
みりん　大さじ1
ごま油　小さじ2
塩麹　適量
だし汁　2カップ
いりごま　大さじ1
大葉　1/2枚

作り方

醤油大さじ1と、酒、みりん、ごま油を混ぜた中に、刺身用のぶりの切り身を軽くもみ混ぜ、冷蔵庫でひと晩寝かせる。どんぶりにごはんを盛り、漬けておいたぶりをのせて醤油小さじ1をかけ、沸騰させた熱々のだし汁を上から注ぐ。塩麹といりごまをトッピングして完成。お好みで大葉を盛りつけてもアクセントに。

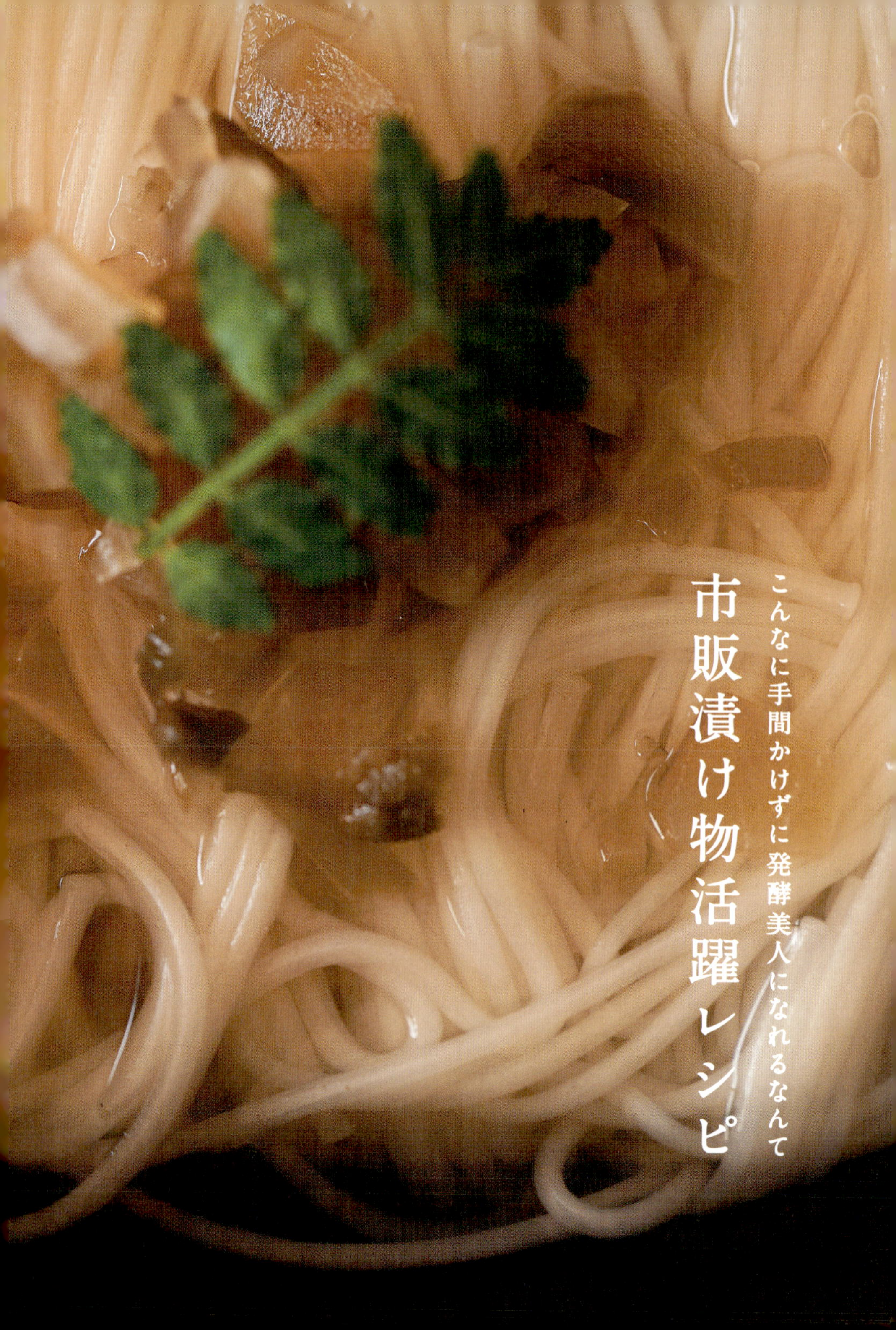

こんなに手間かけずに発酵美人になれるなんて

市販漬け物活躍レシピ

炭水化物でもあっさりしていて少量で満腹に

お夜食美人「罪悪感のない煮麺」

材料

そうめん　1束
鶏ガラスープ　大さじ2
ザーサイ　大さじ1
めんつゆ　大さじ1
水　2カップ

作り方

熱湯でそうめんを1分ゆで、別の鍋に分量の水を沸かして鶏ガラスープとめんつゆを入れる。ゆで上がったそうめんとスープを器に入れ、刻んだザーサイをのせて完成。

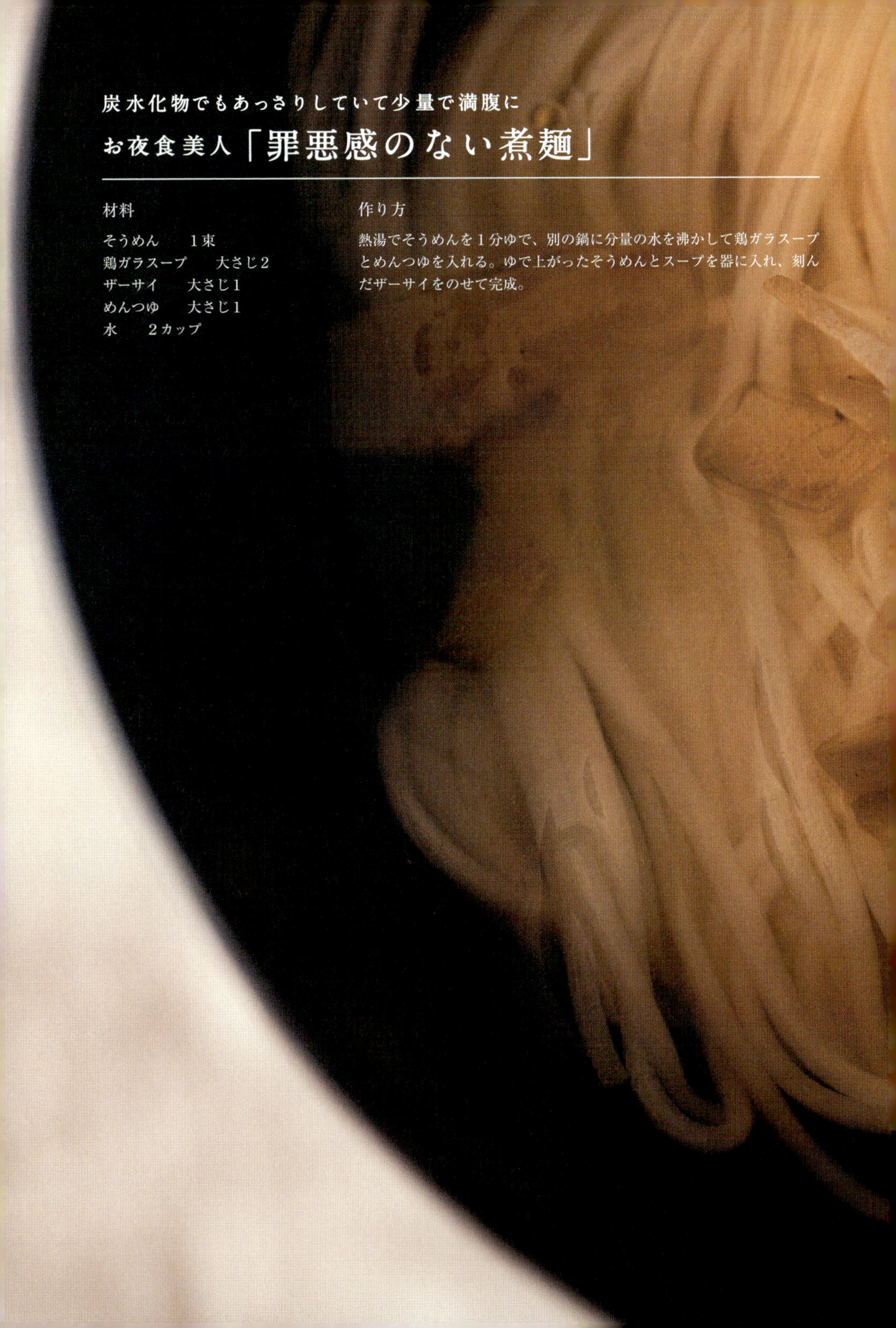

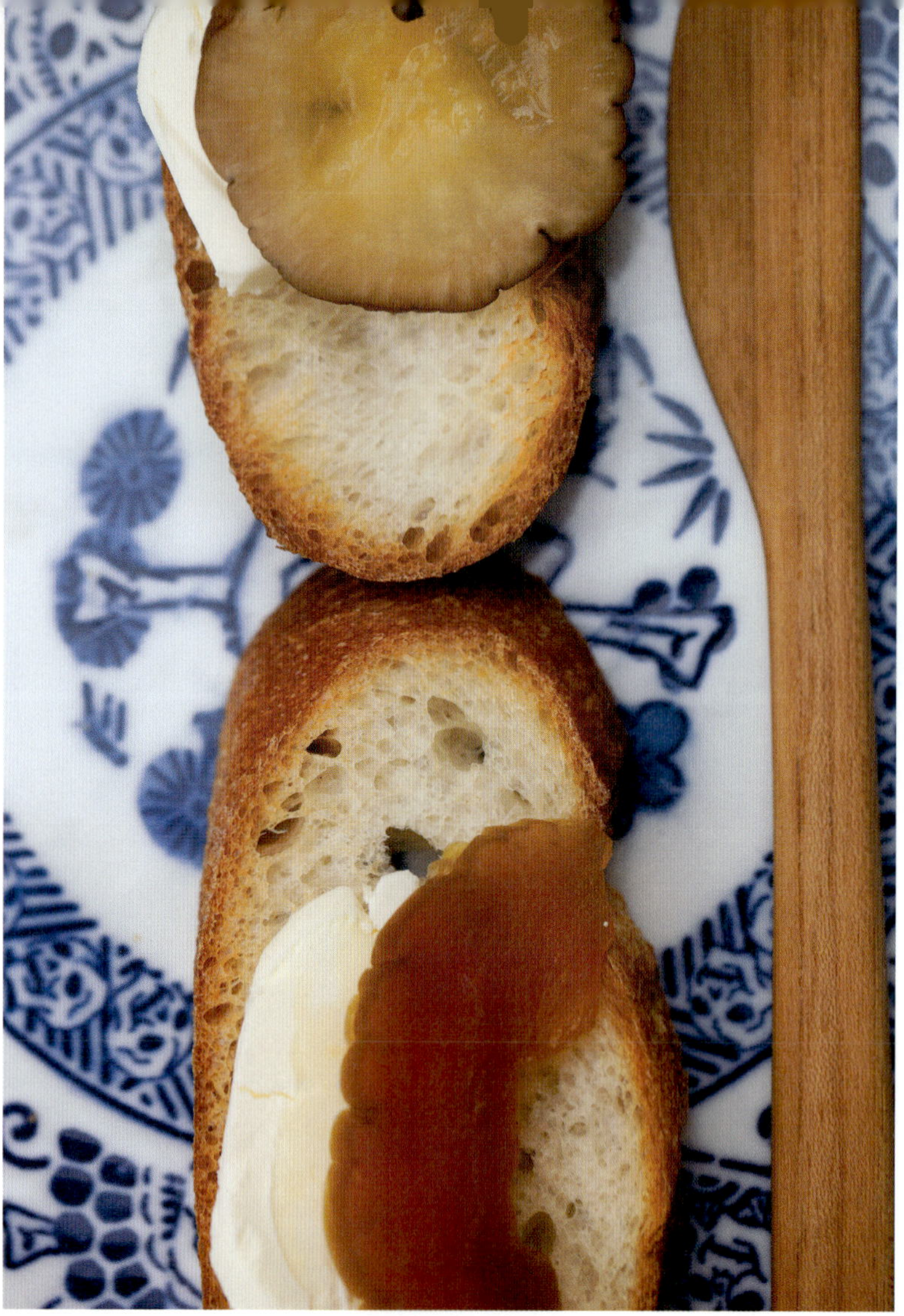

赤ワインにもウイスキーにも何でも合う大人のおつまみ

お家バー決定「奈良漬けといぶりがっこのクリチー」

材料

奈良漬け　適量
いぶりがっこ　適量
クリームチーズ　適量

作り方

スライスした奈良漬けといぶりがっこに、5㎜程度にスライスしたクリームチーズを添えて完成。バゲットやクラッカーにのせても素敵。

ちぎった韓国のりをトッピングして、プロの味

いっちょまえ「キムチビビンパ」（2人分）

材料

ごはん　2膳
薄切り牛肉　100 g
もやしの漬け物　1/2袋（P.80参照）
ニラの漬け物　1束分（P.80参照）
キムチ　100 g
市販の焼肉のタレ　大さじ2～3
ごま油　大さじ2
白ごま　大さじ1
粗塩　小さじ1/2
ゆで卵　2個
コチュジャン　少々

作り方

もやしとニラの漬け物に、ごま油、白ごま、粗塩を入れて混ぜる。どんぶりに温かいごはんを入れ、焼肉のタレを絡めて炒めた牛肉、キムチ、漬け卵、コチュジャンを盛りつけて出来上がり。

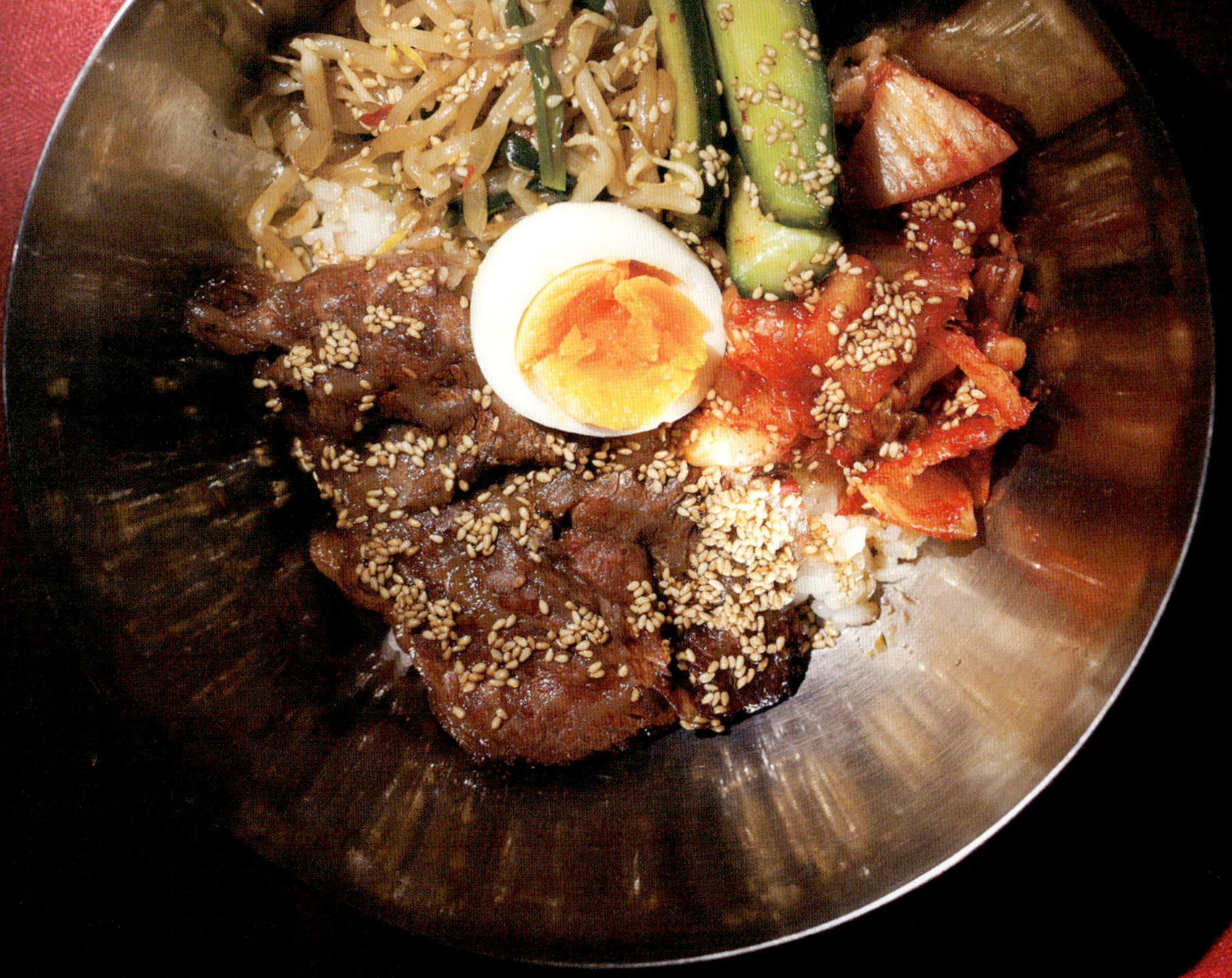

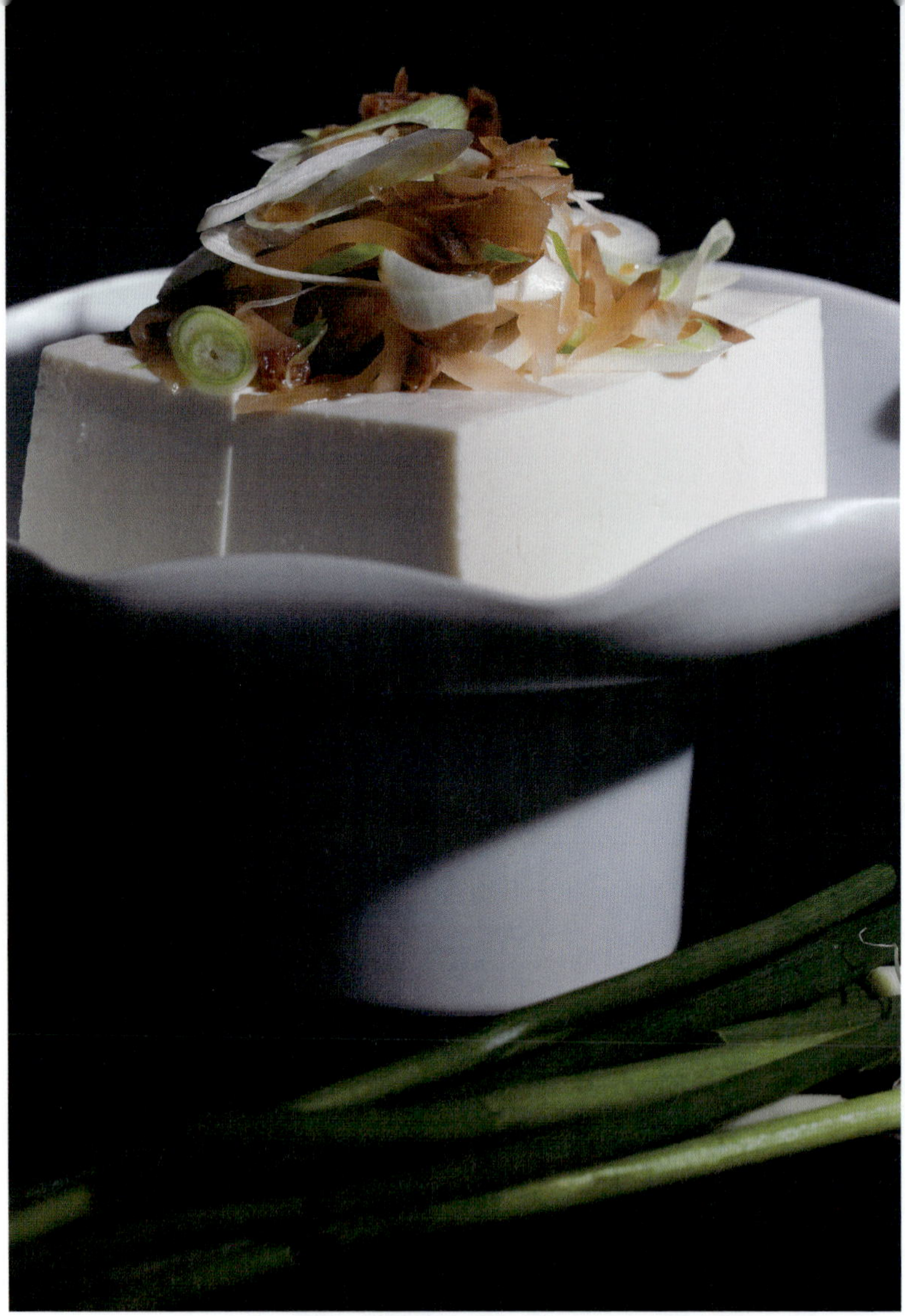

シンプルなのに、見応え食べ応えたっぷり！

見栄え抜群「ザーサイとねぎ塩豆腐」

材料

豆腐　1丁
ねぎ　1本
ザーサイ　大さじ1
ごま油　大さじ1
こしょう　少々
塩　少々

作り方

斜め薄切りにしたねぎに塩をふってしんなりさせ、刻んだザーサイ、こしょうとごま油を混ぜ、食べやすい大きさにカットした豆腐の上にのせる。

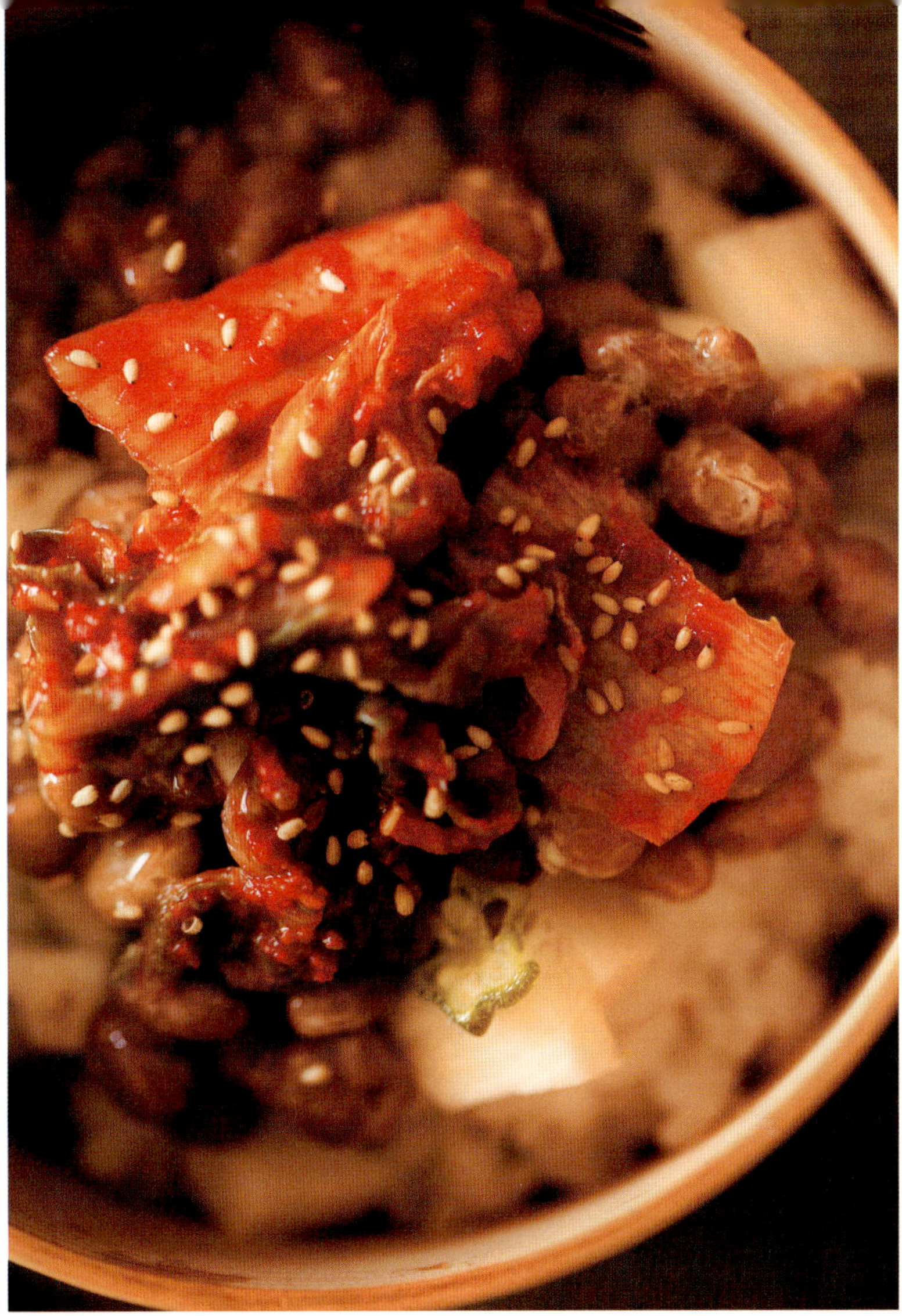

ごはんだけじゃなく、そうめん、煮麺、うどんにも

お肉いらず「スタミナネバネバ丼」

材料

納豆　　1パック
キムチ　　好みの量
長芋の漬け物　　1/2個
オクラの漬け物　　3本
ねぎ　　適量
白ごま　　適量
ごはん　　1膳

作り方

長芋とオクラの漬け物、ねぎを食べやすい大きさに切り、水気をしぼる。一口大に切ったキムチと納豆と混ぜてごはんにのせ、白ごまをかけていただく。

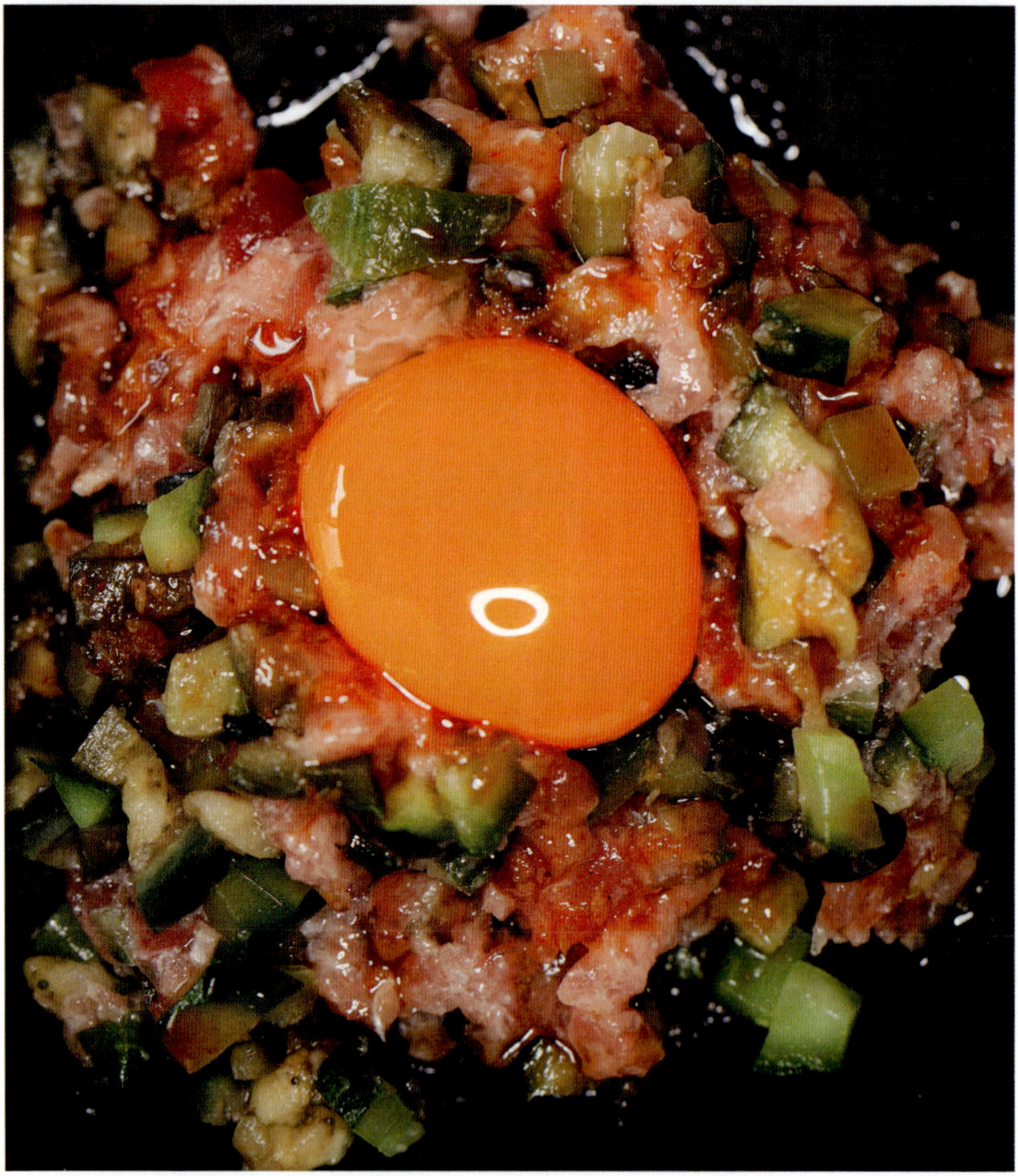

仕上げにごま油をかけていただくと正真正銘のユッケ味

むしろお漬け物が主役「漬け物ユッケ」

材料

トロ（中落ちでも可）　200g
きゅうりの漬け物　1/2本
なすの漬け物　1/2本
卵黄　1個分
醤油　大さじ2
酢　大さじ1
三温糖　大さじ1
コチュジャン　小さじ1
おろしにんにく　少々

作り方

醤油、酢、三温糖、コチュジャンを入れた鍋を火にかけて冷ましたあと、おろしにんにくを入れる。タレの中にサイコロ大に切ったトロと、みじん切りにした漬け物を混ぜて器に盛り、卵黄の黄身をのせたら出来上がり。

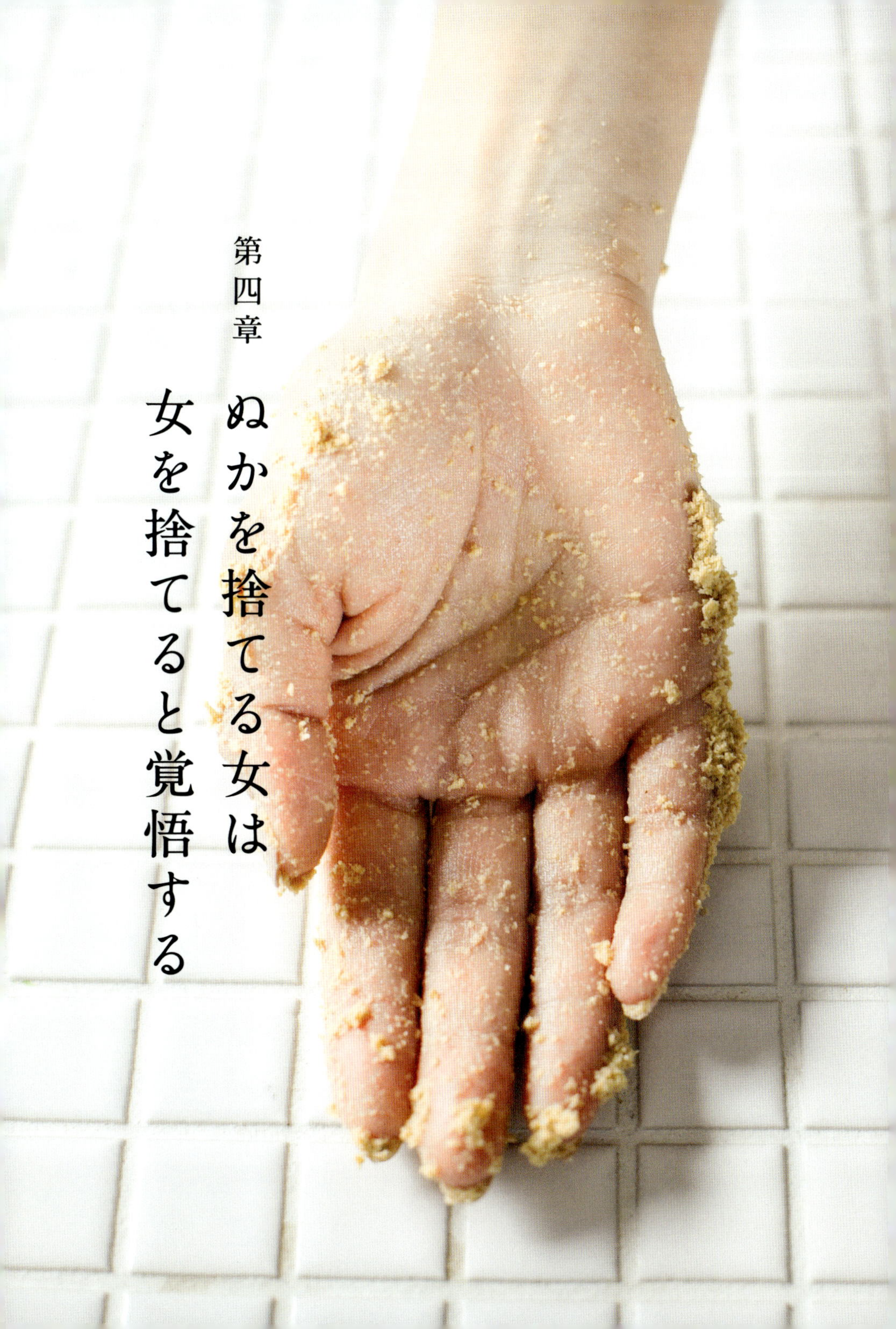

第四章 ぬかを捨てる女は女を捨てると覚悟する

「ぬかが「臭い」とか言っているうちは、まだまだ女の熟成度が足りません」

「ぬか漬け」や「ぬか床」は、女の強い味方であることはもうわかっていただけたと思います。しかし、「ぬか」の力は食品に留《とど》まるだけではありません！ すっかり「ぬか」と「発酵」の世界に見入られた私は、口から発酵食品を摂取するだけに留まらず、全身でその恩恵を受けるためのもうひとつの方法に出会うことになりました。それが、「美容品」としての「ぬか」でした。

昔から米ぬかを使った石鹸や化粧品が作られているように、米ぬかにはたくさんの美肌成分が含まれています。まず、玄米を精米する工程で作られる米ぬかには、実は三つの種類があります。まずは、九〇％精米した状態でとれる「赤ぬか」。さらに、八五％精米した状態のお米からとれる「中ぬか」。これはおかきやおせんべいなどのお米のお菓子などに使われます。そして、お酒を発酵させる米麹として使う、七五％精米したものは「白ぬか」。さらにこれ以下の状態まで精米したぬかは、「特上ぬか」または「特白ぬか」と呼ばれます。

ぬかには、美しい肌状態を保つ角質層に必要な天然のビタミンやミネラル、オイルなどが豊富に含まれています。そのため、「白ぬか」は昔から化粧ぬかと呼ばれ、洗顔や入浴剤など、さまざまな形で使われています。よく耳にする高級な化粧品も、その「白ぬか」が成分として入っているなど、「ぬか」の美容的性能は、多くの人が知るところです。

ただし、「白ぬか」は米一粒から五％しかとれないため、購入するのが難しい。忙しい大人の女性たちは、恋に仕事にと追われているのに、「白ぬか」までもに時間をとられている場合ではないのです。

そこで私は、ぬか床を作る際、生の米ぬかが少し余ってしまうのが、悩みの種だったことを思い出しました。

「このぬか使えるかも！」

何しろ米ぬかは、精米後三日ほどで酸化してしまうため、一度購入したら使い切らなくてはいけません。タケノコや大根などの野菜をぬかで下ゆでしたり、使い道はありますが、もっと簡単に使う方法はないだろうか？　とずっと考えていたのです。

貧乏くさいなんて笑っていてはいけません。ぬかを捨てるなんて、なんて勿体《もったい》ないことでしょう。

ぬかを持て余す女は自分が美しくなる可能性を持て余しているも同じ。私は自分を鼓舞して、余りもののぬかの美容的使用法を考えついたのでした。

「劇的しっとり肌！魔法の米ぬか風呂」

米ぬかの使い道を考えていたある日。ぬか床を作る前の生の米ぬかを、入浴剤としてお風呂にそのまま入れてみました。食べていいものは体につけてもいいはず。そう思って、お風呂にバサバサっと生の米ぬかを投入して入浴した翌朝のことです。朝起きてふと体を触ると、あれ？　昨夜は特別なクリームでもつけたかな？　と思うほど、お肌がしっとり。そういえば、入浴した直後からボディクリームをつけなくてもいいぐらいお肌がしっとりしていたから、ゆうべは何もつけずに眠ったんだった！　そう、お肌がしっとりしていたのは米ぬか入浴のおかげだったんです。

その後も、三日に一度ぐらいの米ぬか入浴を二〜三週間実行しましたが、保湿効果に関しては、発汗作用や血行促進の効果がある日本酒やお塩をお風呂に入れたときよりも実感できました。後日、美容皮膚科の先生にたずねてみたところ、米ぬかには、余分な角質やくすみを取り除く脂肪酸ナトリウムや、肌荒れや乾燥を防ぐオリザブランという保湿成分が含まれているとのこと。また、血液の循環や水分補給に効果のあるビタミンB_2やビタミンEといった栄養成分も含まれているのだそう。まさに米ぬかは天然の美肌アイテムだったのです。

川村ひかる流の米ぬか入浴法は、ものすごく簡単です。まず適温のお湯をはった浴槽に米ぬかを入れ、よくかき混ぜます。米ぬかの分量は、普通サイズの浴槽（約二〇〇〜二五〇ℓ）のお湯に対して、お米用の計量カップ一杯程度（約一八〇g）。米ぬかはそのまま浴槽に入れても構いませんが、あとのお掃除が大変なのと、ぬかが入り込むと風呂釜をいためる原因にもなるので、二〜三重にしたガーゼや、お茶パックに使う不織布で米ぬかパックを作ると、後始末が簡単です。米ぬかの成分がガーゼパックの中から溶け出してくると、少し白濁したクリーミィなお湯が出来ます。入浴しながら、黒ずみやすいひじやひざ、かかと、脚の付け根や脇、また、乾燥が気になるかかとなどをガーゼパックで優しくマッサージしてみるのもおすすめ。発酵していない米ぬかには、ぬか特有の発酵臭がないので、抵抗なく入浴できると思います。入浴後にさっとシャワーを浴びれば、翌朝のお肌に米ぬかの匂いはまったく残りません。ただし、米ぬかはお米屋さんなどで売られている、塩などの調味料や保存料などが一切入っていない米ぬか一〇〇％のものを使ってください。一kgあたり五十円から百円程度で買えますから、コスパも抜群です。

＊ガーゼパックでマッサージをする際は、決して強くこすったりしないでください。少しでもお肌が赤くなったり違和感などがあった場合、即座に入浴やガーゼマッサージを中止してください。

「おっぱいもお肌もつやつやぷるぷる！魔法の米ぬか美白パック」

こうなってくると、私の探究心は止まりません。そもそも、グラビア時代、自分の体をメンテナンスすることは仕事でもあり自分の日課のようなものでした。それをうまくコントロールできず、肌荒れに悩んだり、急激な体重の増減で苦しんだりしていたのが二十代。厳しいメンテナンスで酷使された自分の体を今労《いたわ》るためにも、私は、米ぬかを使っての、「大人の女の体に相応《ふさわ》しい」ケア法を考えることにこだわり続けました。

美しいお肌を表現する、「うなはだけ」という言葉があるのをご存じですか？「う」は、潤い。「な」は、なめらかさ。「は」は、ハリ。「だ」は弾力。「け」は血行のよさを表します。つまり、潤いがあってなめらかで、ハリと弾力があって、血行のいいお肌。これらすべての条件がそろったお肌が美肌というわけです。「うなはだけ」な美肌を目指して、米ぬかの美容成分を大いに活用しましょう。

米ぬかに含まれる美肌成分の中でも注目したいのが、γ-オリザノール、トコフェロール、トコトリエノール、ステロールといった天然のオイル成分に加え、シミを防ぐビタミンB_1やB_2、老化防止に効くビタミンEです。さらに米ぬかには、メラニンやくすみを穏やかに取り除く角質除去の効果もあるのです。

だったら顔にも使いたい！

その貪欲な想いで試してみたのが、魔法の米ぬかつるつる美白パック。もちろん川村ひかる流の米ぬかパックですから、作り方はいたって簡単。おうちにあるもので、今すぐささっと作れますよ。

パックを自分の体のどこの部分に使うかはあなた次第。気になるところで試してください。

【川村ひかる式、米ぬかつるつる美白パック】

■材料

米ぬか　大さじ一

プレーンヨーグルト　大さじ一

ハチミツ　小さじ一

■作り方

材料すべてをかき混ぜ、顔やデコルテ、バストやバストトップ、ひじ、ひざ、かかと、脚の付け根やヒップなど、気になるところにしばらくのせ、あとは洗い流すだけ！

＊　米ぬかはお米屋さんなどで売られている、塩などの調味料や保存料などが一切入っていない、無農薬の生の米ぬかを使ってください。米ぬかパックはお肌によって合わない場合もありますので、事前に二の腕の内側などで必ずパッチテストを行なってください。少しでもお肌が赤くなったり違和感などがあった場合、即座にパックやマッサージを中止してください。

「米ぬかで美バスト大作戦【デコルテ編】恐怖のブツブツを撃退」

女性というのは、お肌のケアには相当な気を遣っているもの。でも、顔をケアするような気持ちで、本当はもっとケアするべきところがあると私は思います。それが、デコルテです。つまり、首筋から鎖骨のラインです。

女性をいちばん美しく見せる洋服のラインとは、首筋を見せるものだと私は思います。すっとのびる首と、そこからバストに向けて広がるなめらかなデコルテは、質のいい女の証でもあるかもしれません。Tシャツや V ネックを美しく着こなし、そこに華奢なネックレスなどのアクセサリーをのせる。そんな素敵なおしゃれをするためにも、美しいデコルテが大切です。

ところがです。ストレスがたまると、デコルテの周辺に吹き出物がぽつぽつできることってありませんか？　ぶつぶつができると、なんとなくデコルテのあいたお洋服を着るのがためらわれるし、鏡に映る自分のデコルテを見るたび憂鬱な気持ちになります。若いときに日焼けを繰り返したこともあり、デコルテのくすみは自分の大きな悩みでもありました。

ところが、米ぬか入浴を実行してしばらくした頃、肌がだんだん白くなっていくとともに、デコルテのぶつぶつがぐんぐん減っていることに気づきました。米ぬか入浴でこんなに効果が出るのなら、米ぬかパックならもっと綺麗になれるかも。そこで、デコルテにも魔法の米ぬかパックを使ってみたところ、なんだかデコルテが白く輝いている！　デコルテも顔と同様、魔法の米ぬかパックをしばらくのせた後、シャワーで優しく洗い流すだけです。

首筋からデコルテを綺麗にすることで、その先に続くバストラインも美しく見せる。その一石二鳥な感じが、私が米ぬかパックを気に入っている大きな理由でもあります。

「米ぬかで美バスト大作戦【バスト編】魅惑のぷるりん美白バスト」

米ぬかはデコルテの美白にも効果的だと実感できたので、今度はバスト自体も美白したい。なんといっても、モテ度抜群のきめ細かな美白バストは女性の永遠の憧れです。バストのことになると、私、ちょっとうるさいですよ。

「触り心地」が大切なのです。それは他人に触られる、ということではなくて、自分がマッサージをして触るときの心地です。手でマッサージしていて、「ぷるりん」と弾く艶《つや》こそが、美バストだと私は思っています。

大きいだけが綺麗じゃない、かたちがいいだけが綺麗でもない。バストというのは、女性個人の個性でもあるので、「自分のなりたいバスト」を目指してほしいと思います。

そこで、魔法の米ぬかパックをバストにも応用してみました。バスト全体を覆うように魔法の米ぬかパックを塗り、しばらくおいてからシャワーで洗い流すだけ。バスタブに入っている間に、マッサージしながらでも効果的かもしれません。

私が普段やっているマッサージをご紹介します。

【川村ひかる式、美バストマッサージ】

①二の腕のお肉は本当はおっぱい。たるたるお肉を、右の二の腕は左手の指先、左の二の腕は右手の指先で、胸に持ってきましょう。

②背中のたるたるお肉も本当はおっぱい。後ろから前へお肉を持ってきましょう。

③お腹のお肉も本当はおっぱい。左右、両手でそれぞれ持ち上げましょう。

④左胸は右手、右胸は左手で。谷間を作るイメージで円をかきます。

⑤最後は、両方のおっぱいを両手で包んで真ん中に抱え込みます。おっぱいがふっくら盛り上がって、真ん中に集まっている状態を体にしっかり覚えさせます。

毎日お風呂上がりに裸で鏡の前に立つのがちょっと楽しくなる入浴法です。

「米ぬかで美バスト大作戦【バストトップ編】魔性のピンク色作戦」

バストと米ぬかの関係について、この本を作りながらみんなで話し合ったときに、いちばん話題として盛り上がったのは「バストトップ」のことでした。男性と違って、滅多に人の目に触れることのないバストトップですが、その部分について女性たちが抱《いだ》いている関心は、幾つになっても大きいものです。

とくに加齢にともなうバストトップのくすみや色素沈着をなんとかしたい。そんな女性の悩みの解決法は、誰もが待ちこがれているものではないでしょうか。

そこでも私は、米ぬかをおすすめしたいと思います。魔法の米ぬかパックでバストトップの美白にも挑戦してみようというのです。バスト全体のパックをする際、バストトップにも魔法の米ぬかパックをのせてしばらくおいておくだけです。とっても簡単だと思いませんか？　お顔やデコルテ、バストやバストトップだけでなく、ひじやひざ、かかと、脚の付け根やヒップなど、黒ずみが気になるところにも、ぜひ一二四ページでご紹介した米ぬかパックを使ってみてください。

ここでは、私の「ぬか愛」から派生した、簡単ぬか美容をご紹介させていただきましたが、みなさんも余った米ぬかを使って自分流のこだわり美容を開発してみてください。いろいろな美容法を考えてみて気づいたことは、「米ぬかでどこを綺麗にしたいのか」と考えることが、そのまま「自分の体としっかり向き合う時間」につながっているのだということ。自分の体のことを本当の意味でわかりはじめた三十代だからこそ、ちゃんと自分の体のことを考えた美容法で、丁寧にケアすることが必要だったんだなと気づいたのです。

お風呂に浸《つ》かってゆっくり自分の体と向き合っていると、ぬかに漬かったお漬け物のように、少しずつ、自分の体の中に眠っている「本当の綺麗」が花開いてゆくような、そんな気持ちになるのは、決して気のせいではないと思うのです。

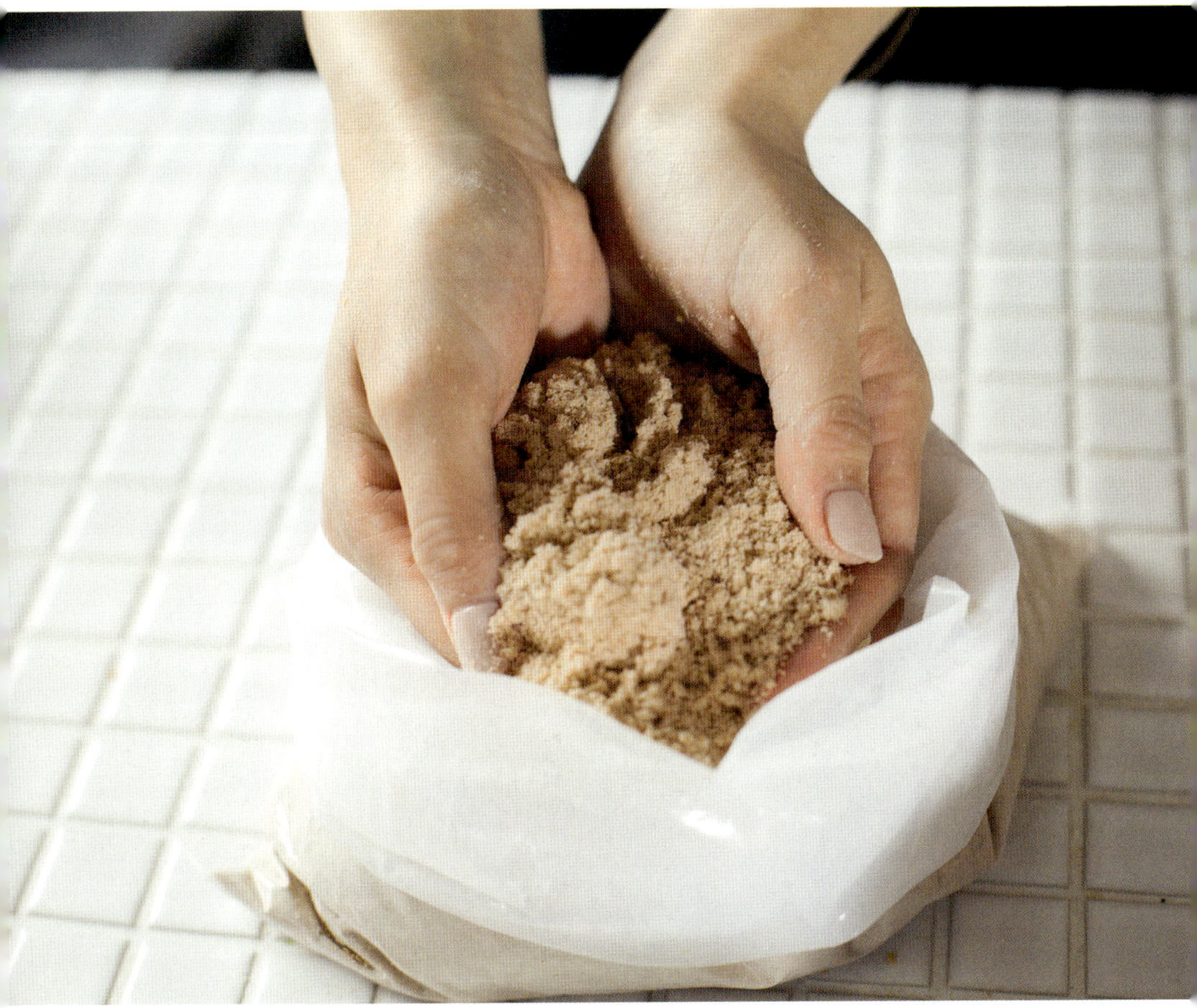

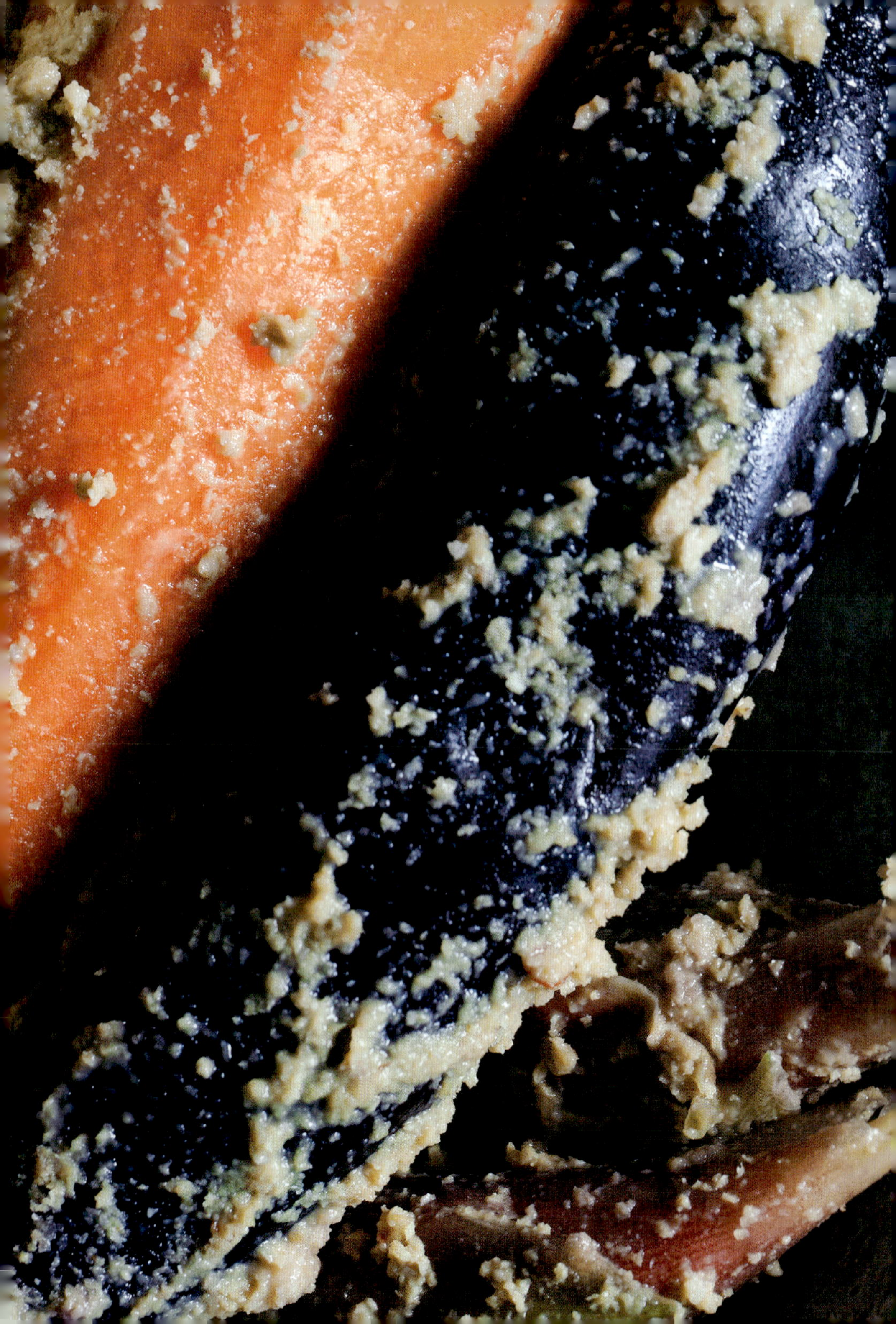

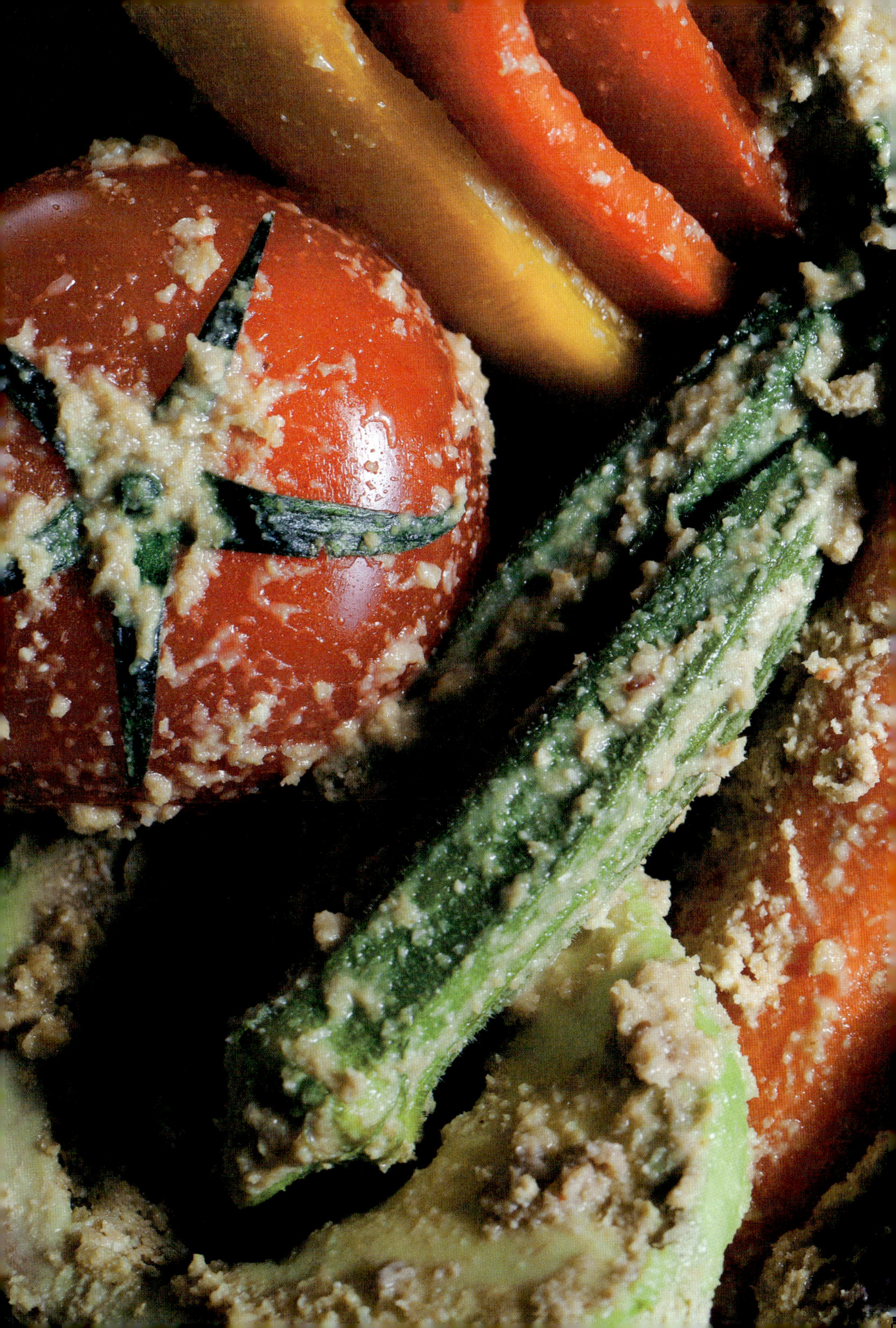

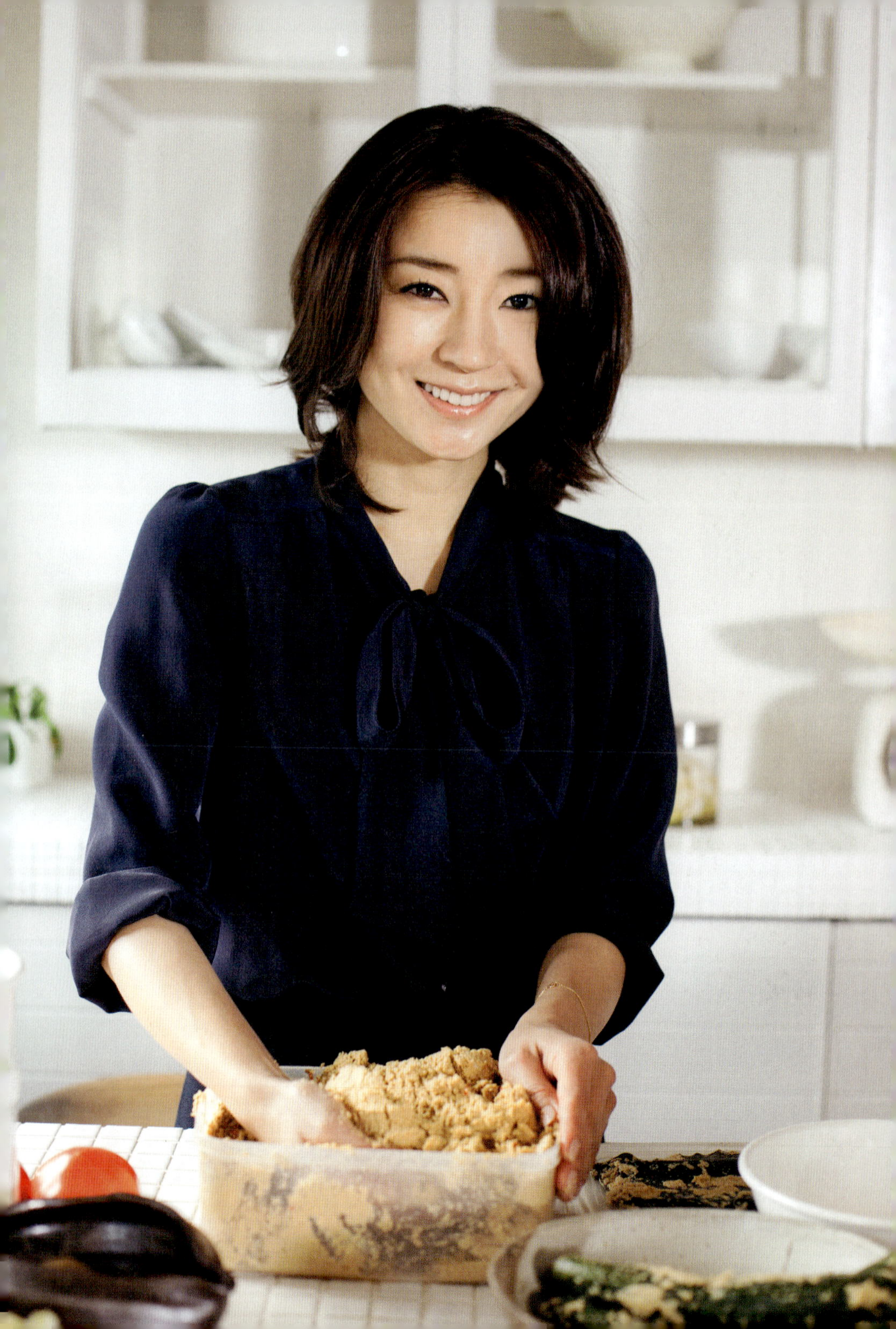

おわりに

「まさか私がこんなにぬか漬けにハマるなんて」というのが今の私の正直な思いです。なにげなく食べていたぬか漬けが、こんなにも女性にとって大切なものだったのか、というのも大人になってからの嬉しい発見です。

ぬか漬けを漬けるようになって、少しずつですが私の生活は変わりました。外食が減り、バランスのいい食事を摂るようになって、何より、自分自身の時間、そして自分の体と向き合う時間がたくさん増えたように思います。

いつまでも健康に、いままでよりももっと綺麗に。

女性だったら、そんな想いを抱くのは欲張りでもなんでもなく当たり前のこと。

私は「ぬか漬け」を通してそれを目指していますが、みなさまも、自分流のやり方で、ゆっくりじっくり、これからの自分を楽しんでいっていただけたら嬉しいです。この本を読んでぬか床をはじめてくださったら自分で漬けたぬか漬けと市販のぬか漬けを食べ比べてみてください。自分で漬けたぬか漬けの美味しさに愛情が湧き、ぬか床をかき混ぜるのが楽しくなるはずです。たくさん手を入れて育てる楽しさを知っていただけることを願っています。

家で一人で漬けていた愛すべき漬け物たちが、こうやって立派に本になってくれて、とっても嬉しいです。この本が少しでも、日々美しさを増す発酵美人たちのお役に立てれば幸せです。最後にこの本に携わってくださったスタッフの皆様に心から感謝を申し上げます。本当にありがとうございました。

本書をお読みくださいまして、ありがとうございました。

川村ひかる

川村ひかる

1979年東京都生まれ。グラビアでの活躍を経て、現在JAAアロマコーディネーター、健康管理士、野菜ソムリエジュニアマイスターを取得。窪田学園理容美容専門学校にて栄養学を担当。食べながらやせるダイエットやアンチエイジングビューティーフード、生理痛や月経前症候群(PMS)で悩む女性に向けてホルモンバランスを味方につけて綺麗になる方法などのセミナーも行う。

http://ameblo.jp/hikaru-kawamura/

テレビ出演、メディア取材などのお問い合わせは

株式会社マイスタイル

http://mystyle-j.net/kawamura.html

アートディレクション&デザイン	山本知香子
写真	笠井爾示(MILD inc.)
スタイリング	北澤"momo"寿志(band)
ヘアメイク	仲村俊介(D-CORD)
構成	早川加奈子

発酵美人

二〇一三年四月二十五日　第一刷発行

著者　川村ひかる

発行者　見城徹

発行所　株式会社　幻冬舎

〒151-0051

東京都渋谷区千駄ヶ谷4-9-7

電話　03(5411)6211(編集)

03(5411)6222(営業)

振替　00120-8-767643

印刷・製本所　株式会社　光邦

検印廃止

ISBN978-4-344-02378-9　C0095

幻冬舎ホームページアドレス　http://www.gentosha.co.jp/

この本に関するご意見・ご感想をメールでお寄せいただく場合は、comment@gentosha.co.jp まで。